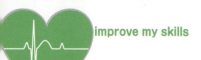

ナースのためのスキルアップノート

看護の現場ですぐに役立つ
消化器看護のキホン

患者さんの思いをつなげてケアに生かす方法を学ぶ！

中澤 真弥 著

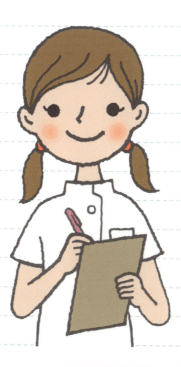

秀和システム

はじめに

　消化器は口腔内に入った食物の消化や吸収、運搬を行い、最終的には排泄するという役割があります。器質的疾患、機能的疾患は良性から悪性のものまで多岐に渡り、急性期からターミナル期までと、あらゆる病期の患者さんがいます。

　消化器疾患を取り巻く医療は目覚ましい発展を遂げています。なかでもがんに対する検査や治療はいくつもの組み合わせにより効果的な治療を行えるようになりました。そのため、患者さんの異常の早期発見と早期治療が重要であり、効果的な治療を行うためにはチームの連携が不可欠です。

　医師、看護師、薬剤師、臨床検査技師、臨床工学技士などの医療従事者が患者さんを中心に一つのチームとして協働していくことが大切です。とくに、患者さんと密接な関わりが多い看護師は、患者さんの思いや訴えを代弁し、医師や他の医療従事者との連携を担います。また、家族との間をつないだりしていく役目もあります。そのためにも、まずは必要な情報を習得し、基本的な知識や技術を身につけていかなければなりません。

　本書では、消化器系の解剖生理、疾患の症状、検査や診断、治療、看護技術やケアなどを幅広く解説しています。イラストや図などを盛り込み、視覚的にもわかりやすい1冊としてまとめました。本書が臨床の現場や日々の看護に役立つ一助となれば幸いです。

2019年5月　中澤真弥

看護の現場ですぐに役立つ
消化器看護のキホン

contents

はじめに ……………………………………………… 2
本書の使い方 ………………………………………… 7
この本の登場人物 …………………………………… 8

chapter 1 おさえておきたい消化器の基礎知識

消化器系の構造と働き ……………………………………………… 10
消化器を調整するホルモンの作用 ………………………………… 11
食道のしくみと働き ………………………………………………… 12
胃のつくり …………………………………………………………… 14
   column　胃が胃液で溶けない理由 ………………………… 15
   column　下部食道括約筋の働き …………………………… 15
胃腺の種類 …………………………………………………………… 16
小腸のしくみと働き ………………………………………………… 17
空腸・回腸のしくみと働き ………………………………………… 18
   column　虫垂にはどんな働きがあるのか？ ……………… 19
小腸の内部から見る働き …………………………………………… 20
大腸のしくみと働き ………………………………………………… 21
便が形成されるまで ………………………………………………… 22
肛門のしくみと働き ………………………………………………… 23
肝臓のしくみと働き ………………………………………………… 24
肝臓の役割 …………………………………………………………… 25
胆のう・胆道のしくみと働き ……………………………………… 26
膵臓のしくみと働き ………………………………………………… 28

chapter 2 症状別の基礎知識

悪心・嘔吐	32
胸やけ	34
吐血、下血	36
便秘	38
column　緊張するとトイレに行きたくなる？	38
column　高齢者に多い便秘の悩み	41
下痢	42
急性腹症	44
肝性脳症	45
嚥下障害	47
腹部膨満	49
黄疸	50

chapter 3 消化器系の検査・治療・看護

診察の流れを見てみよう	52
検査	57
column　サプリメントの過剰摂取により肝機能障害？	59
column　機能性下着での検査はダメ？	61
栄養管理による治療	63
経静脈栄養	64
経管栄養	66
経皮内視鏡的胃瘻増設術（PEG）	73
浣腸（グリセリン浣腸）	78
摘便	81

chapter 4 食道のおもな疾患

食道アカラシア ……………………………………………………………… 84
胃食道逆流症（GERD）……………………………………………………… 86
食道・胃静脈瘤 ……………………………………………………………… 88
食道がん ……………………………………………………………………… 90
食道がんの検査と診断について …………………………………………… 91

chapter 5 胃・十二指腸のおもな疾患

胃・十二指腸潰瘍 …………………………………………………………… 94
機能性ディスペプシア（機能性胃腸症）…………………………………… 99
胃がん ……………………………………………………………………… 101
胃がんの検査 ……………………………………………………………… 102
胃がんの治療 ……………………………………………………………… 105
胃切除後症候群 …………………………………………………………… 107

chapter 6 小腸・大腸のおもな疾患

感染性腸炎 ………………………………………………………………… 110
クローン病 ………………………………………………………………… 111
潰瘍性大腸炎 ……………………………………………………………… 113
腸閉塞（イレウス）………………………………………………………… 116
過敏性腸症候群（IBS）…………………………………………………… 120
大腸ポリープ ……………………………………………………………… 122
大腸がん …………………………………………………………………… 124

column　ストーマケアの手順 …………………………………………………… 130

chapter 7　肝臓のおもな疾患

アルコール性肝障害 ……………………………………………………………… 132
脂肪肝 ……………………………………………………………………………… 133
　column　肝臓でアルコールが解毒されるしくみ ……………………………… 134
ウイルス性肝炎 …………………………………………………………………… 135
慢性肝炎 …………………………………………………………………………… 137
　Nurse Note　飲酒の目安とは？ …………………………………………… 138
肝硬変 ……………………………………………………………………………… 139
肝がん ……………………………………………………………………………… 142

chapter 8　胆道・胆のうのおもな疾患

胆石症 ……………………………………………………………………………… 146
急性胆のう炎 ……………………………………………………………………… 149
急性胆管炎 ………………………………………………………………………… 151
胆道がん …………………………………………………………………………… 152

chapter 9 膵臓のおもな疾患

急性膵炎	156
慢性膵炎	158
膵臓がん	160
索引	164
参考文献	169

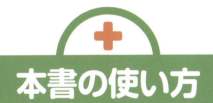

本書の使い方

　本書は第1章から第9章まで構成されています。
　消化器の基礎的知識として構造やしくみなどの解剖整理をわかりやすく解説し、多く見られる消化器症状の原因や予防、看護のポイントにも触れています。ほかにもおさえておきたい疾患やその検査、治療など消化器系に必要な項目が網羅されています。

　それぞれの項目から必要な情報が得られるような構成になっているため、一目でわかりやすい内容になっています。また、学んだことや新しい情報を書き込んだり、資料を貼りつけたりするなど自分のノートとして活用することができるでしょう。

この本の登場人物

本書の内容をより理解していただくために
医師、ベテランナース、先輩ナースからのアドバイスや、ポイントを説明しています。
また、新人ナースや患者のみなさんも登場します。

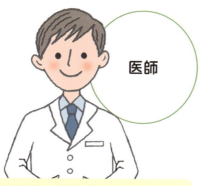

病院の勤務歴8年。的確な判断と処置には定評があります。

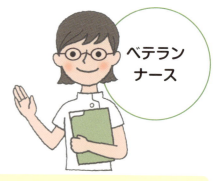

看護師歴10年。やさしさの中にも厳しい指導を信念としています。

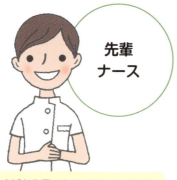

看護師歴5年。身近な先輩であり、新人ナースの指導役でもあります。

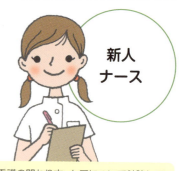

看護歴1年。看護の関わり方、ケアについて勉強しています。医師や先輩たちのアドバイスを受けて早く一人前のナースになることを目指しています。

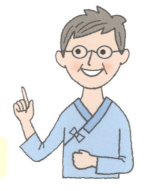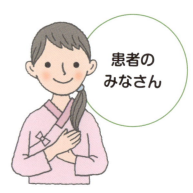

患者さんからも、ナースへの気持ちなどを語っていただきます。

おさえておきたい消化器の基礎知識

食物を消化・吸収する臓器である消化器のしくみと働きについて学んでいきます。

消化器系の構造と働き

口から始まり肛門で終わる消化管は1本の経路となっています。消化器系の各器官の働きやしくみについておさらいします。

消化器のしくみと働き

消化器には食物を消化し吸収する役割があります。食物を摂取し、その食物に含まれる栄養素は吸収できるかたちに分解されます。消化しにくい残りの部分は排泄されるというしくみです。

▼食物の流れと消化器の働き

❶口腔
口腔内の食物は咀嚼され、唾液にまざり、消化されやすいかたちになります。

❷食道
蠕動運動によって食物を胃に送ります。

❸胃
食物が胃に送られると蠕動運動がはじまります。胃液の分泌により食物は消化されます。

❹十二指腸
胃でどろどろの粥状になった食物はさらに十二指腸で消化されます。

❺小腸
腸液が混ざり、蠕動運動によって食物をさらに分解し、栄養分の吸収を行います。

※食道から胃までを「上部消化管」といい、小腸から下を「下部消化管」といいます。

❻結腸
小腸で消化・吸収された消化物の残りは大腸を進んでいきます。

❼直腸
便がたまると大脳に刺激が伝わり、便意をもよおします。

❽肛門
大脳からの排便反射で肛門括約筋が緩み排便が行われます。

消化管を調整する
ホルモンの作用

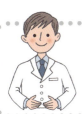

消化管ホルモンは消化管の機能を調整しています。口から入った食物の流れによって消化管ホルモンが分泌され、腸の運動を促進したり抑制したりします。

消化管ホルモンのしくみと働き

以下は、代表的な消化管ホルモンの働きです。

消化管ホルモン	分泌する部位	おもな働き
ガストリン	幽門前庭部 小腸上部G細胞	胃酸、ペプシンの分泌促進 膵酵素の分泌促進 下部食道括約筋収縮 胃運動亢進
コレシストキニン（CCK） パンクレオザイミン（PZ）	十二指腸	胆のう収縮 胃酸分泌の抑制 膵酵素分泌の促進
セクレチン	十二指腸S細胞	胃酸分泌を抑制 膵液（水・重炭酸）分泌を促進 幽門括約筋を収縮
血管作動性腸管ペプチド（VIP）	上部小腸	胃酸分泌を抑制 腸液分泌の促進 血管拡張・心拍出量上昇
ソマトスタチン	膵ランゲルハンス島δ細胞 胃・十二指腸	ガストリン、セクレチン、インスリン、グルカゴンを分泌抑制 成長ホルモン（GH）分泌抑制

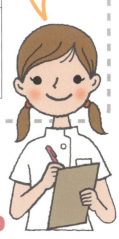

ガストリン、セクレチン、コレシストキニンは三大消化管ホルモンと言われています。

新人ナース

1 おさえておきたい消化器の基礎知識

食道のしくみと働き

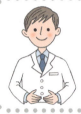

食道は咽頭と胃をつなぐ長径約2cm、短径約1cmの楕円形をしている管です。通常、食道は前後につぶれて閉鎖されている状態になっており、食物が通るときだけ広がるようになっています。消化機能はなく、筋肉の動きによって食物を胃に運んでいきます。

食道の構造

食道の長さは約24～30cm。上から頸部、胸部、腹部に分けられています。食道は気管と心臓の背側の後縦隔を通り、横隔膜を抜けて腹部に入り胃噴門へと続きます。消化管のなかで最も筋肉が発達しているため、大きな食塊を通過するのに有効です。

● **食道の区分**
① 頸部食道 ➡ 食道入口から胸骨上縁あたりまで
② 胸部食道 ➡ 胸骨上縁から横隔膜あたりまで
③ 腹部食道 ➡ 横隔膜から食道胃接合部（噴門）あたりまで

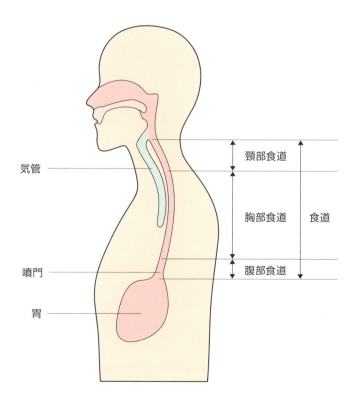

食道の壁

　食道の壁の厚さは約4mm。食物がスムーズに通過するよう食道の粘膜は刺激に強くなっています。滑らかな重層扁平上皮細胞という組織でつくられており、粘膜の外に「粘膜筋板」という筋肉の層があり、外側は外膜で構成されています。

　食道の壁は、粘膜、粘膜下層、固有筋層、外膜の4つの層で成り立っています。粘膜下層と固有筋層の間には、血管やリンパ管がたくさん走っています。ほとんどの内臓には、漿膜と強膜がありますが食道にはありません。そのため食道壁にがんが発生すると、周囲の臓器に転移しやすいといわれています。

食道には3つの生理的狭窄部があります。
①食道の入口近くにある「第1狭窄部」
②気管支が交差する「第2狭窄部」
③食道裂孔部の「第3狭窄部」

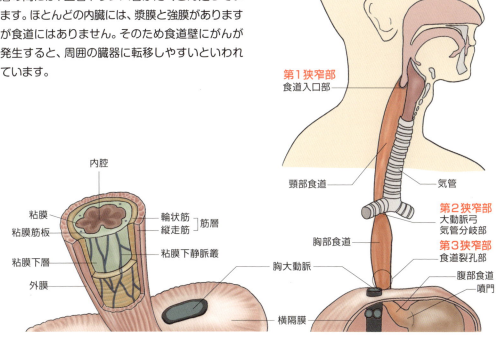

食物をよく噛まずに飲み込んでしまうと、狭窄部でつかえてしまうことがあります。

先輩ナース

胃のつくり

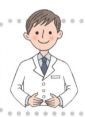
胃は食道とつながった袋状の器官で、上腹部の左から臍(へそ)の部分に位置しています。消化管最大の臓器ともいわれ、袋状になっている胃はゴムのように伸び1200〜2000mlほどの容量を詰め込むことができます。

胃のしくみと働き

胃は大きく胃底部(いていぶ)、胃体部、幽門部(ゆうもんぶ)の3つの部位に分けられます。胃は正面から見るとJ字型をしています。

門が2つあり入り口の部分を「噴門」、出口を「幽門」と呼びます。噴門には噴門括約筋があり、胃の中に食物が入るときに開きます。通常は食物や胃液が食道へ逆流しないよう閉まっています。

幽門は幽門括約筋が開閉しながら胃の中で撹拌され、粥状(かゆじょう)になった食物を少しずつ十二指腸に送る働きがあります。胃は食道から送られてきた食物を一時的に貯留します。ある程度食物がたまると、胃液分泌と蠕動運動によって消化・殺菌を進めていきます。

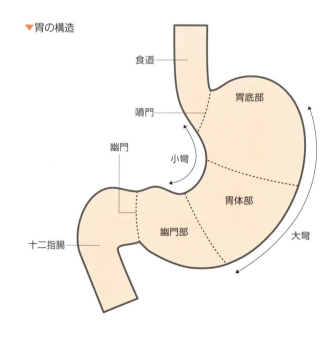
▼胃の構造

新人ナース：空腹時の胃は前後に平たい状態になり縮んでいます。主に大彎が小彎に向かって縮みます。空腹時、胃内へ食物が入ると胃底部が反射的にふくらみ、一時的に溜まります。ある程度の量が溜まると大彎側に広がり撹拌させる蠕動運動が始まります。

先輩ナース：胃壁は外側から、縦走筋、輪走筋、斜走筋の3つの平滑筋で構成されています。タテ・ヨコ・ナナメと複雑な動きで蠕動運動を行うことによって、食物と胃液が混ざり合い撹拌していきます。

column 胃が胃液で溶けない理由

　胃液はpH2という強酸です。胃酸は食物を分解するだけではなく、食物と同時に摂取された細菌などを殺菌する役割も担っています。では、食物を溶かす胃液はなぜ胃を溶かすことがないのでしょうか。その答えは胃の粘膜層を覆っている"胃粘液"の存在にあります。

　胃の粘液には、胃酸を中和させる働きがあります。また厚さが約1mmにも満たない薄いベールとなり胃の粘膜の表面を覆い、胃を守っています。しかし、粘液と胃液のバランスが崩れ粘液層のバリア機能が低下してしまうと、胃の粘膜層が破壊されてしまい、胃の痛みや胸焼け、吐き気などの症状が出現します。

column 下部食道括約筋の働き

　食道と胃のつなぎ目（噴門部）にある下部食道括約筋には、食物を飲み込んだ際に弛緩し、食道から胃に食物が落ちるようになっています。それ以外のときは胃の内容物が逆流しないよう収縮しています。

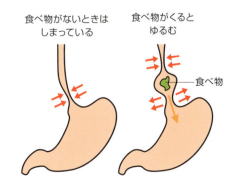

胃腺の種類

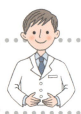

胃腺には噴門腺、胃底腺、幽門腺があり、胃液を分泌します。それぞれの腺がどのように働いているかおさらいしましょう。

✚ 胃腺の3成分とは

　胃腺からは、食物の消化を助けるため1日約1～2ℓの胃液が分泌しています。胃腺から粘液、塩酸、ペプシンが分泌します。粘液で胃の内面が酸などで損傷しないよう防いでいます。

　塩酸は食物を消化し、殺菌します。ペプシンはタンパク質分解酵素としての働きがあります。

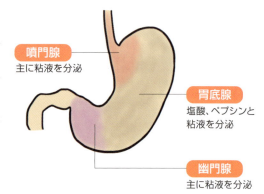

噴門腺
主に粘液を分泌

胃底腺
塩酸、ペプシンと粘液を分泌

幽門腺
主に粘液を分泌

✚ 胃腺の構造

　胃の粘膜層には胃小窩（いしょうか）という小さなくぼみがたくさん並び、底の部分に胃腺の開口部があります。胃底腺からは主細胞、副細胞、壁細胞の3つの分泌細胞と、分泌物で構成されています。

▼胃腺からの分泌細胞・分泌物

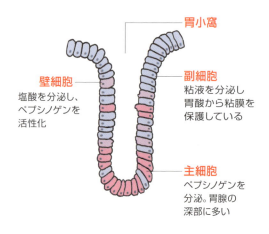

胃小窩

壁細胞
塩酸を分泌し、ペプシノゲンを活性化

副細胞
粘液を分泌し胃酸から粘膜を保護している

主細胞
ペプシノゲンを分泌。胃腺の深部に多い

小腸のしくみと働き

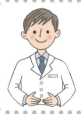

小腸は「十二指腸」「空腸」「回腸」の3つの部分からなっています。十二指腸から肛門までは全長約7mにもなり、小腸の内側を広げてみるとテニスコート1面の約4分の1の面積といわれています。小腸は内側より粘膜上皮、粘膜固有層、粘膜筋板、粘膜下組織、固有筋層、漿膜などから構成されています。

✚ 十二指腸

十二指腸の長さは約25～30cmで、C字の形をした消化管です。

十二指腸の入り口部分は胃とつながっているため、胃酸によって潰瘍が起こりやすい部位でもあります。また、十二指腸内には膵液の排出口である小十二指腸乳頭と、総胆管と膵管の合流部分にある十二指腸乳頭部（ファーター乳頭）があります。

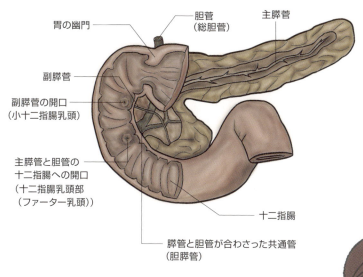

胃から送られてきた食物が酸の刺激を受けて、十二指腸腺から消化管ホルモンが分泌されます。この働きによって膵液と胆汁が排出されて食物の消化を一気に進めていきます。

先輩ナース

空腸・回腸のしくみと働き

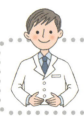

空腸、回腸の主な働きは栄養素、水分の吸収と輸送です。空腸と回腸に境目はありませんが、口側2/5が空腸で、肛門側3/5が回腸といわれています。

空腸、回腸の構造

- 空腸、回腸の長さは約5〜7mあり、体の中で最も長い臓器ともいわれています。
- 空腸と回腸は、腸間膜によって後腹壁にゆるくぶら下がっている状態であるため、可動性があります。
- 空腸は十二指腸から続く小腸で、おもに「栄養素」を吸収します。
- 回腸と後に続く大腸の境目には「回盲弁(バウヒン弁)」と呼ばれる弁が存在します。この弁によって大腸からの内容物の逆流を防止しています。

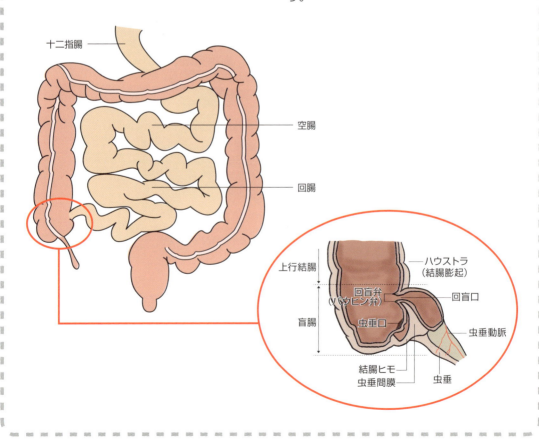

小腸の運動

小腸などには「蠕動運動」「分節運動」「振子運動」の３つの運動があります。

●蠕動運動

筋肉の収縮と弛緩に合わせて内容物が肛門側へ移動します。

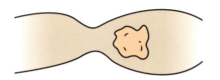

●分節運動

収縮と弛緩が交互に行われることによって、内容物と消化液が撹拌されます。

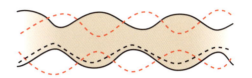

●振子運動

縦走筋が収縮、弛緩を繰り返すことにより内容物が混和されます。

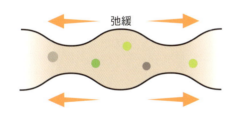

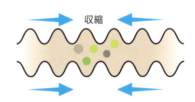

---

column

虫垂にはどんな働きがあるのか？

　国内では約15人に1人が罹患（りかん）すると言われている「虫垂炎」。虫垂炎は虫垂に炎症が起こることで激しい腹痛を起こす疾患です。過去には何のために虫垂があり、どんな働きがあるのかわかりませんでした。そのため、何も機能を果たさないと考えられて虫垂を切除する治療が行われてきました。

　ですが、虫垂が持つ役割について長年研究されてきた結果、あることが発見されたのです。実はIgA抗体をつくるIgA陽性細胞が生み出されていることがわかり、腸内細菌のバランスを整える働きがあることが発見されました。しかし、現在のところ、虫垂を切除しまったあとの身体への影響についてはわかっていないのだそうです。また、虫垂炎が進行してしまった場合には、切除したほうがいいとも言われています。

小腸の内部から見る働き

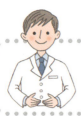

十二指腸、空腸、回腸の3つからなる小腸は体の中で最も長い臓器です。消化と吸収を同時に行う小腸内部について見ていきましょう。

小腸の内部の構造

小腸は直径約4cm。小腸の内壁には「輪状ヒダ」があり、その表面の粘膜には高さ1mmほどの「絨毛」と呼ばれる小突起が約500万存在しています。

絨毛の表面は小腸上皮細胞に覆われています。絨毛のなかには毛細血管網とリンパ管が通っています。さらに絨毛を構成する細胞表面には「微絨毛」という小さな突起があります。

回腸は空腸から続く小腸です。空腸よりもやや細く回腸の下部には「パイエル板」と呼ばれる免疫器官が多くあります。このパイエル板はリンパ節の集団でもあり、体を守る免疫機能を働かせています。

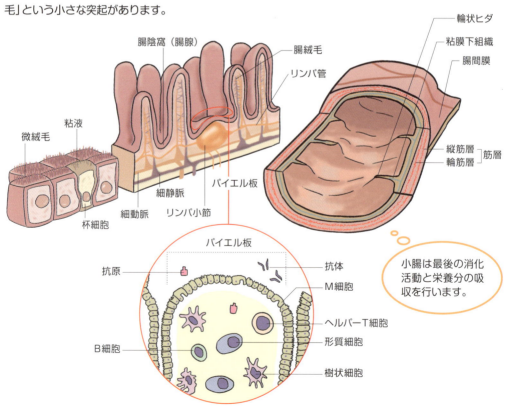

小腸は最後の消化活動と栄養分の吸収を行います。

大腸のしくみと働き

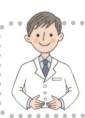

大腸は「盲腸」「結腸」「直腸」の3つからなる臓器です。消化されたものはどのようなルートをたどり、便になっていくのか、その過程についておさらいしていきましょう。

大腸の構造

大腸は回腸から続く消化管の一つです。小腸の外側を囲むようにしてあります。大腸の太さは小腸の約2倍、長さは約1.5mです。

●盲腸

回腸と盲腸の境目を「回盲部」といいます。盲腸の末端には「虫垂」と呼ばれる直径0.5〜1cmほどの突起があります。俗に「盲腸（虫垂炎）」といい腹痛を伴う疾患は、この虫垂が炎症を起こすことによるものです。

●結腸

結腸は「上行結腸」「横行結腸」「下行結腸」「S状結腸」の4つの部位から成り立っています。小腸で消化された消化物の残りは蠕動運動によって直腸へと運搬されます。さらに水分を吸収し、粘液などが混ざって便としての形がつくられていきます。

●直腸

S状結腸と肛門をつないでいる直腸の長さは約20cmです。直腸には消化吸収の機能はなく、肛門から便が排泄されるまでの待機場所のような役割を果たしています。

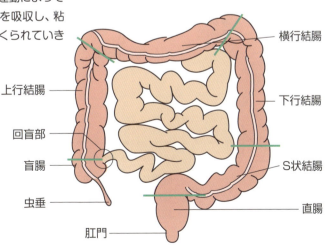

便が形成されるまで

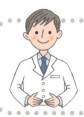

通常1日に約150～200gの便を排出しています。成分のほとんどは水分ですが、時間をかけてゆっくり腸内を通過していくうちに水分が腸に吸収されて適度な硬さになっていきます。

消化物が便になっていく流れ

口腔から食物が入り、胃と十二指腸で消化されたあと、さらに小腸で消化され栄養素が吸収されます。大腸にある内容物は約18時間かけて通過し、残りかすとなった便の排出までには1～3日程度かかります。上行結腸で水分が吸収され液状になっている内容物が半流動状になります。横行結腸で粥状、下行結腸で半粥状、S状結腸では水分が吸収され半固形状になります。

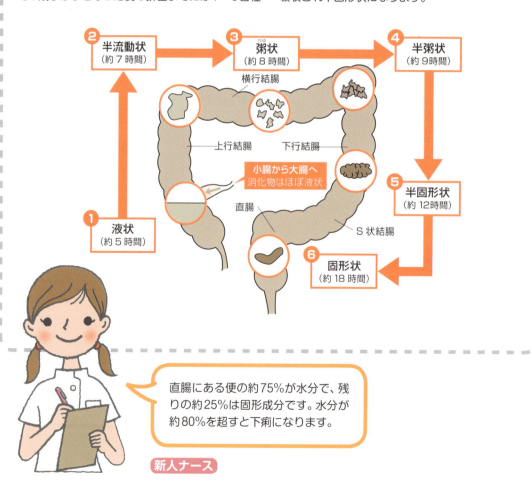

直腸にある便の約75％が水分で、残りの約25％は固形成分です。水分が約80％を超すと下痢になります。

新人ナース

肛門のしくみと構造

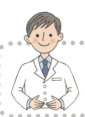

肛門は消化管の出口で、排便調節を行う重要な器官です。肛門がどのように便やガスをコントロールしているのか、おさらいしておきましょう。

✚ 肛門の構造

　肛門は直腸から続く長さ約3cmの器官です。内壁は櫛状線を境に直腸と肛門に分かれます。肛門部分は皮膚と同じ脊髄神経によって支配されているため痛みを感じます。

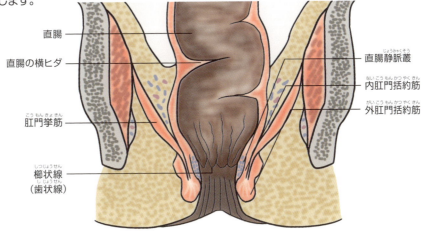

✚ 便が出るしくみ

　直腸に便がたまると直腸内圧が上昇し、その反射で排便中枢の仙髄に伝えられ、排便反射が起こります。肛門の内側に位置する内肛門括約筋は不随意ですが、外肛門括約筋である横紋筋は随意に働きます。この2つが協力をし合って肛門の開閉を行っています。

肝臓のしくみと働き

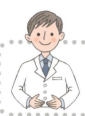

人体のなかで最大の臓器といわれている「肝臓」は、高い再生能力を持っているのが特徴です。

肝臓の構造

肝臓は腹腔右上部の横隔膜直下に位置し、その重さは約1.2～1.5kgになります。また、肝臓は「肝鎌状間膜（かんかまじょうかんまく）」で右葉（うよう）と左葉（さよう）に分かれています。

肝臓には、動脈、静脈の血管のほかに「門脈」といわれる血管が通っています。門脈は胃や腸、胆のうなど、消化管からの静脈が集まった血管で栄養に富んでいます。肝臓の血流の約70％は門脈から肝臓に供給されています。

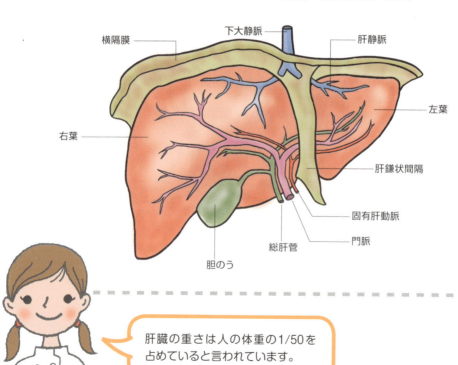

肝臓の重さは人の体重の1/50を占めていると言われています。

新人ナース

肝臓の役割

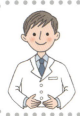
肝臓は代謝、胆汁生成、解毒など、重要な働きを担っています。肝臓は再生能力が強く正常肝の場合、約7割の肝臓を切除した場合でも肝機能は正常に働くと言われています。また、肝臓にはたくさんの血液が流れ込んでいます。その量は毎分1.5ℓと考えられています。

肝臓の役割

生体の化学工場といわれている肝臓は、活動性が高く様々な働きを行っています。その機能は以下のようにまとめられます。

● **代謝**
吸収された食物から栄養素を貯蔵したり、供給したりする働きを行います。

● **解毒作用**
アルコールや薬剤などの有害な物質を分解し、害のない物質に変換する働きを行います。

● **胆汁の生成**
脂肪の消化、吸収に大切な胆汁を生成します。

		肝機能	肝機能の低下
代謝		糖代謝 （グリコーゲンを貯蔵、ブドウ糖の合成）	高血糖 低血糖
		蛋白質代謝	凝固因子の低下、アルブミンの低下、尿素の低下、アンモニアの上昇
		脂肪代謝	コレステロールの低下
		ビタミンD代謝	骨軟化症
解毒作用		薬物、有害物などを無毒化	易感染状態
胆汁の生成		胆汁酸を生産	

胆のう・胆道のしくみと働き

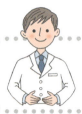

肝臓と十二指腸につながる胆道は、肝臓でつくられた胆汁を胆のうに貯蔵し、十二指腸へ排出するルートです。その働きについて見ていきましょう。

胆道の構造

　胆道は肝管、胆のう、胆のう管、総胆管の総称をいいます。

　胆のうは、肝臓と十二指腸をつなぐ管の途中に位置します。長さは約10cm、幅は約4cmで、約50～60mℓの胆汁を貯えることができます。肝臓で生成された胆汁は貯蔵、濃縮されます。食物が十二指腸に到着すると、胆のうは収縮し、胆汁が流れます。

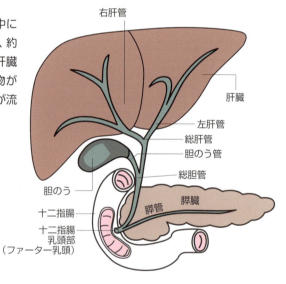

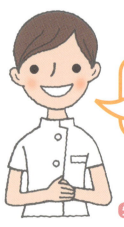

十二指腸乳頭部（ファーター乳頭）は胆管が十二指腸に開口する部分で、膵管と合流しています。

先輩ナース

胆汁のしくみ

　胆汁は肝臓でつくられている弱アルカリ性の液体です。消化酵素はありませんが、脂肪の消化を助ける胆汁酸やビリルビン、コレステロールなどから組成されています。食物が入ると小腸からコレシストキニンが分泌され、胆のうの収縮やオッディ括約筋の弛緩を引き起こすことによって、胆汁が十二指腸へ放出されるしくみになっています。また、十二指腸に分泌される量は1日に約600ml程度とされています。

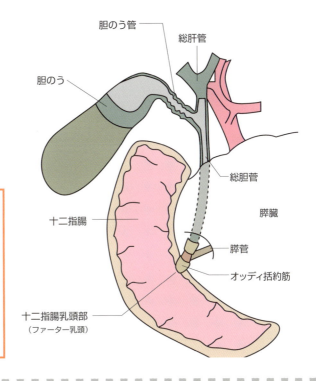

● 胆汁の成分

　約90％は水分です。胆汁は脂肪を水に溶けやすくすることで、脂質の消化吸収を助けます。

・胆汁酸
・ビリルビン
・コレステロール
・胆汁色素

胆汁に含まれる胆汁酸には、消化酵素は含まれていません。

新人ナース

膵臓のしくみと働き

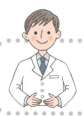

膵臓では膵液という消化液とインスリンやグルカゴンなど血糖を調整するホルモンを分泌しています。

➕ 膵臓の構造

ちょうど胃の裏側あたりで、周囲を肝臓、胆のう、十二指腸、脾臓などに囲まれています。腹膜に癒着しているためほとんど可動しません。長さは約15cm、幅は約4cm、重さは約70〜150g。色は淡黄色の臓器になります。

膵臓は大きく「膵頭部」「膵体部」「膵尾部」の3つに区分されています。膵臓の膵管の末端には、消化液を生成する腺房組織があり、その消化液を「膵液」といいます。

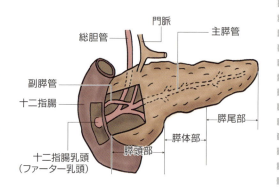

➕ 外分泌腺と内分泌腺の働き

膵臓には外分泌腺と内分泌腺があります。外分泌腺は消化酵素をたくさん含む膵液を分泌します。一方、内分泌腺はホルモンを血液中に分泌します。

● **外分泌腺**

胃で消化された食物が十二指腸へ送り込まれると、十二指腸からホルモンが分泌されます。その刺激によって膵臓の導管が刺激され、膵液を分泌します。膵液は1日に約500〜800mℓ分泌され、アルカリ性で様々な栄養素を分解したり、胃液で酸性になった食物を中和させたりする作用があります。

● **内分泌腺**

内分泌腺は「ランゲルハンス島（膵島）」から、それぞれ異なったホルモンが分泌されます。ランゲルハンス島とは、細胞の小さな集団で、膵臓には100万個以上のランゲルハンス島があるといわれています。なかでもβ細胞から分泌されるインスリンは、血液中のブドウ糖がエネルギーとして効率よく利用できるよう、細胞にブドウ糖を入

れ込む働きをします。食後に血糖値が上昇すると分泌され、血糖値が下降すると分泌は止まります。一方で、インスリンとは逆の働きをしているのがα細胞から分泌される「グルカゴン」です。グルカゴンは血中のブドウ糖が減り、低血糖状態になると刺激され分泌されます。ブドウ糖は生命維持に欠かせないエネルギー源です。急遽ブドウ糖を作り出すため、肝臓に貯蓄されているグリコーゲンをブドウ糖に分解して血糖値を上昇させます。このような働きによって血糖値は一定に保たれています。

また、δ細胞から分泌されるソマトスタチンは、α、β細胞から分泌されるホルモン量を調節する働きがあります。

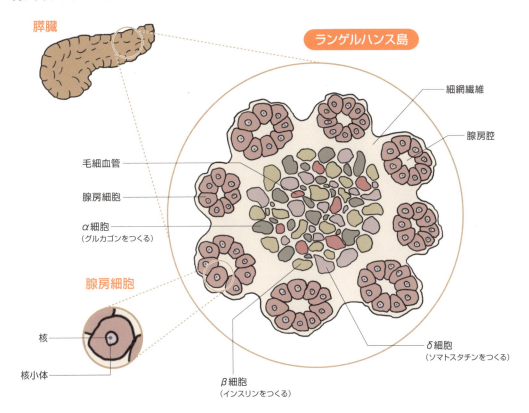

細胞	ホルモン	働き
α（アルファ）細胞	グルカゴン	血糖値上昇
β（ベータ）細胞	インスリン	血糖値下降
δ（デルタ）細胞	ソマトスタチン	グルカゴン、インスリン分泌を抑制

グルカゴンとインスリンは血液中にある糖のバランスを保つための働きを行っています。

新人ナース

MEMO

症状別の基礎知識

消化器系で起こる症状にはどのようなものがあるのか、
対応や処置の方法について学びます。

悪心・嘔吐

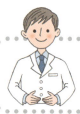

胃、十二指腸、小腸にある内容物が逆流し、口腔内へ戻った状態を「嘔吐」といいます。また、嘔吐する前の不快な吐き気を「悪心」といいます。

嘔吐の分類

嘔吐は延髄網様体にある嘔吐中枢が刺激されることで起こります。

● **末梢性の刺激によって起こる嘔吐**
消化管や咽頭などの刺激によって起こるもの

> 虫垂炎、回転性めまい、乗り物酔い、咽頭刺激、胃、十二指腸潰瘍など

● **中枢性の刺激によって起こる嘔吐**
延髄にある化学受容器を介した刺激によって起こるもの

> 薬物中毒・酸素欠乏など

● **心因性の刺激によって起こる嘔吐**
大脳皮質からの刺激によって起こるもの

> 視覚、嗅覚、痛覚、精神的ストレスなど

随伴症状

悪心・嘔吐が起こる理由には様々な疾患が関係している場合があります。

- 刺激の強い食物を摂取した後、悪心・嘔吐が起こる ➡ 考えられる疾患：「**胃炎**」
- 悪心・嘔吐のほか、発熱や腹部圧痛（右下腹部）を伴う ➡ 考えられる疾患：「**虫垂炎**」
- 心窩部痛を伴い、嘔吐物に血液（コーヒー残渣）が混じる ➡ 考えられる疾患：「**胃・十二指腸潰瘍**」
- 発熱、上腹部痛、背部痛を伴う ➡ 「**膵炎**」
- 食欲不振、黄疸、腹水がみられる ➡ 「**肝障害**」

主な検査

症状が持続する患者さんに対しては、以下の検査を行います。

> 血液検査、X線検査、超音波検査、上部消化管内視鏡検査、CT検査

看護のポイント

随伴症状の有無を考慮しながら、症状が起こるタイミングや、悪心・嘔吐以外の症状などについて確認していきます。

●原因について
悪心・嘔吐の原因についてどのような疾患が推測されるのか、吐物の性状や随伴症状についてよく観察することが重要です。

●安楽への援助
悪心・嘔吐による口腔内の不快感や匂いなどによって嘔吐が誘発することがあります。安楽な姿勢をとるとともに口腔内の保清に努め、汚れたシーツや衣類などを速やかに交換します。

●窒息・誤嚥予防
嘔吐した吐物が気道内へ入り窒息、誤嚥を引き起こしてしまう可能性があります。そのため、顔を横向けにし、口腔内の内容物を速やかに吸引して除去する必要があります。

水分や電解質の喪失によって脱水状態になりやすいため、バイタルサインの変動に注意し、異常の早期発見に努めましょう。また、悪心・嘔吐を起こす疾患には消化器以外にも、心筋梗塞、頭蓋内圧亢進症、糖尿病性昏睡などがあります。

先輩ナース

胸やけ

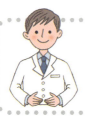

胸が焼けるようなチリチリとした痛みや不快感を症状とします。胃の内容物が上がってくるような違和感があり、胃酸が逆流するときに胸やけを引き起こす代表的な疾患として「胃食道逆流症（GERD）」「逆流性食道炎」があります。

胸やけの要因

多くの場合、胃酸の逆流による食道粘膜の刺激症状です。ほかにも食道粘膜部分の知覚過敏や食道蠕動運動の障害など、様々な要因が考えられます。

●暴飲暴食

脂っこいものやアルコール、香辛料などは胃酸が大量に分泌され食道に逆流しやすくします。食べすぎ飲みすぎ、刺激の強いものは胸やけの原因になります。

●食後に起こる胸やけ

食事を終えてすぐに横になると胸やけを感じることがあります。食後は胃酸の分泌が多いため、食道が水平になると逆流しやすいために引き起こされます。食後に腹部を圧迫するような前屈み姿勢（前屈位）も避けます。

●腹圧による胸やけ

腹部の締め付けや肥満、前屈位などによって腹圧がかかり、胃が押されてしまうことで胃液が食道に逆流しやすくなります。

●加齢に伴う胸やけ

高齢になると下部食道括約筋の機能が低下するため、胃液の逆流が起こりやすくなります。

随伴症状

労作時の胸やけでは、狭心症や心筋梗塞の可能性があるため、必要に応じて心電図、心エコーなどの検査を考えます。

- 食後に呑酸*、胃もたれを感じる➡考えられる疾患：「**逆流性食道炎**」
- 腹痛、悪心・嘔吐、腹部膨満感を伴う➡考えられる疾患：「**胃炎、胃・十二指腸潰瘍**」
- 長期間の胸やけや胃もたれ、心窩部痛*などが続いている➡考えられる疾患：「**機能性ディスペプシア**」
- 食事中もしくは就寝時に起こり、嚥下困難、胸痛を伴う➡考えられる疾患：「**食道アカラシア**」

看護のポイント

いつどんなときに胸やけが起こるのかが重要となります。食事や喫煙、薬剤によって現れることがあるため、食事内容や服薬などについて確認しておきます。不快な症状には、薬物療法、生活習慣の改善などで対処します。薬物療法は治療の第一選択薬になりますが、規則正しい食事を摂り、アルコールやコーヒー、辛い物などの刺激物の摂取は控えるよう指導を行います。

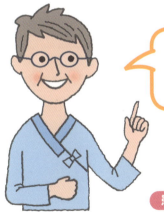

食事だけでなく姿勢によっても胸やけは起こりやすいのですね。

患者

胸やけの原因となる胃食道逆流症は、生活習慣の改善によって症状が良くなる場合があります。そのためにも患者さんの生活習慣を把握することが大切です。

先輩ナース

*呑酸　　口腔内への胃酸逆流により苦み、酸味を感じること。
*心窩部痛　上腹部の中心にあたる部位の痛み。俗にいう「みぞおち」の痛み。

吐血、下血

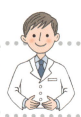

出血量が多い場合、ショックの原因になるため注意が必要です。性状によって出血がどの部位から起こっているのかを推定できます。

吐血とは

吐血とは、口腔からの出血のうち、十二指腸のトライツ靭帯より口側にある上部消化管（食道、胃、十二指腸）からの出血によるものをいいます。血液は胃液によって酸化されるため黒褐色やコーヒー残渣様の色を呈します（コーヒー残渣様は血液中のヘモグロビンが胃酸の塩酸によりヘマチンに変化していくため黒褐色を呈します）。一方、口腔からの出血のうち、肺や気管支からの出血を「喀血」といいます。喀血は悪心を伴い鮮紅色、泡沫状で凝固しにくいため、吐血との識別が可能です。

随伴症状

大量に出血した場合、出血性ショックや貧血を伴うことがあるため注意します。

- 吐血のほかにも空腹時に腹痛がある（上腹部）
  ➡考えられる疾患：「**胃・十二指腸潰瘍**」
- アルコールを大量に摂取後に吐血した➡考えられる疾患：「**マロリーワイス症候群***」
- 大量の出血➡考えられる疾患：「**胃・十二指腸潰瘍、食道静脈瘤、肝硬変**」
- 吐血のほかにも食欲不振、体重減少がみられる
  ➡考えられる疾患：「**胃がん**」
- 吐血のほかにも腹水や黄疸を伴う➡考えられる疾患：「**肝硬変**」

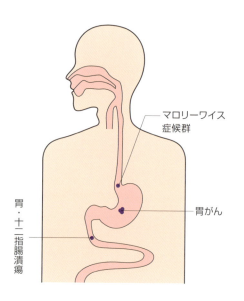

＊**マロリーワイス症候群**　飲酒などにより嘔吐を繰り返すことで、胃の噴門部に裂け目ができ、吐血する症状を呈すること。

看護のポイント

吐血と喀血の違いについて識別していきます。随伴症状の有無について観察しながら、出血量、血液の性状、既往歴、現病歴などの問診を行います。ほかにも嗜好品（アルコールなど）についても聴取します。

下血とは

下血は上部消化管のみならず、小腸や大腸など消化管全体の出血が肛門から排泄されることをいいます。上部消化管からの出血は、腸内細菌によって酸化され黒色を呈し「タール便」といいます。また肛門側に近い出血は鮮紅色になります。

血便

血便とは、便に血液が付着した便をいいますが、黒褐色から鮮血まであります。肉眼的に確認できるものと、検査を行わなければわからない血便まであります。血便を伴う疾患では、痔、胃・十二指腸潰瘍、大腸ポリープ、大腸がんなどがあります。

下血や血便の場合、大量に排泄されるとショックを引き起こす場合があるため注意が必要です。

先輩ナース

便秘

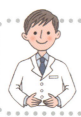
腸の動きが鈍くなったり、ポリープやがんなどの病気によって腸が狭くなると、消化物が腸内に長時間溜まってしまいます。消化物の水分が腸に吸収され過ぎてしまうことで、便が硬くなり便秘を引き起こしてしまいます。

便秘の原因

便秘には様々な原因があり、なかには疾患が隠れている場合もあります。

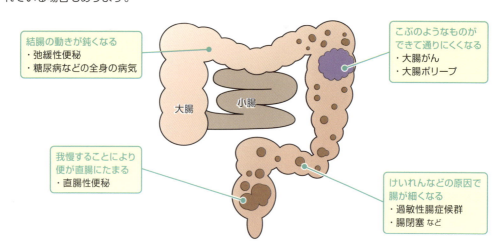

結腸の動きが鈍くなる
・弛緩性便秘
・糖尿病などの全身の病気

こぶのようなものができて通りにくくなる
・大腸がん
・大腸ポリープ

我慢することにより便が直腸にたまる
・直腸性便秘

けいれんなどの原因で腸が細くなる
・過敏性腸症候群
・腸閉塞 など

緊張するとトイレに行きたくなる？

　ストレスが原因で便秘になってしまった経験は多くの人に心当たりがあるのではないでしょうか？また、人前での発表に緊張して下痢になったり、旅行先など環境が変わったことで便秘になったりすることがあります。実はこうしたストレスは脳が刺激を受け、自律神経である交感神経と副交感神経のバランスが崩れることで、腸に影響を与えているといわれています。

便秘の分類

慢性便秘症ガイドラインでは、「便秘」の定義として「本来体外へ排出すべき糞便を十分量かつ快適に排出できない状態」と提唱しています。

● 急性と慢性

便秘には急性と慢性に分けられます。また、原因により腸の癒着や狭窄、腫瘍による「器質性便秘」と、器質的な疾患が認められない「機能性便秘」、薬の副作用による「薬剤性便秘」に大きく分けられます。

機能性便秘については、さらに弛緩性便秘、直腸性便秘、けいれん性便秘などに分けられます。

	急性	慢性
器質性便秘	腸閉塞	腫瘍、腸管癒着、狭窄
機能性便秘	運動不足やストレス、環境の変化による一過性の便秘など	蠕動運動の低下、排便反射の低下、過敏性腸症候群など
薬剤性便秘	薬の副作用によるもの	蠕動運動の低下など

● 機能性便秘の分類

弛緩性便秘	寝たきり、大腸の蠕動運動が弱い、十分な腹圧がかけられない
けいれん性便秘	ストレス、腸の緊張が強く蠕動運動が低下する
直腸性便秘	排便を我慢し続ける、下剤や浣腸の乱用

器質性便秘は便の経路となる消化管部分に障害があるために起こります。その原因となる疾患には巨大結腸症やクローン病、大腸がん、腸閉塞など、腫瘍や炎症などが狭窄することで起こります。一方で機能性便秘になりやすい疾患には、脳血管疾患、糖尿病、パーキンソン病、甲状腺機能低下症、膠原病、うつ病、痔などがあります。糖尿病や、神経障害がある場合、自律神経に障害が起こり便秘を起こす可能性があります。パーキンソン病でも自律神経症状が原因で便秘になりやすいと言われています。

また、薬剤が原因で起こる「薬剤性便秘」があります。気管支拡張薬として使用されている抗コリン薬は、副交感神経を亢進するアセチルコリンの作用を抑えることで、様々な症状を改善します。しかし副交感神経の作用が阻害されるため、腸の蠕動運動を抑制してしまうことがあります。ほかにも制酸薬、鉄剤、オピオイド、抗うつ薬、抗パーキンソン薬、降圧薬などの副作用から便秘を起こすことがあります。

便秘の処置について

便秘の種類や原因によって処置の方法が変わります。食欲の低下や苦痛の訴えがある場合、下剤の内服、坐薬、浣腸、摘便など様々な処置があります。ただし、浣腸は病状によって禁忌の場合があります。医師に確認してから実施します。

便秘予防の6つのポイント

便秘が慢性的になると、食欲不振や倦怠感などの症状が現れることがあります。日頃から便秘にならないような生活習慣を心がけるよう指導します。

●排便を習慣化

規則正しい生活を送ることにより自律神経が整えられます。朝は決まった時間に起床し朝食を摂ることで、胃や腸が刺激され大腸の蠕動運動がおこります。食事がゆっくりできない場合には、シリアルや果物など手軽なものにします。まずは排泄できる時間を持つように心がけます。

●水分補給

直腸に送られた便の約75％は水分で、残りは食物のカスなどになります。水分があるおかげで大腸の移動をスムーズに行うことができ、適度な軟らかさで排泄されます。朝起きてからコップ1杯の水を飲むと、腸を刺激し蠕動運動が起こりやすくなります。水分摂取量が少ないと、便に含まれる水分も減ってしまうため、便秘を起こしやすくなります。しかし、いままで水分を積極的に摂取していない人が大量に飲むことは難しく、かえって下痢や尿として出てしまうことがあります。そのため、水分は少しずつ増やしていくよう指導します。特に高齢者は尿失禁を恐れて水分摂取を控えてしまうことが多いので、水分摂取の必要性を説明しておくのも大切です。

●食事

便秘を改善する食品として食物繊維があります。食物繊維の目標量は1日20g程度が理想とされています。食物繊維を多く含む食品には、ごぼう・海藻類・芋類・きのこ類・果物などがあります。野菜類は生のままでなく加熱調理したほうが多く摂ることができます。食物繊維には「水溶性食物繊維」「不溶性食物繊維」があり、水溶性は水に溶けてゲル状になり、腸に与える刺激は少ないといわれています。主に海藻類、果物が水溶性になります。不溶性は水に溶けない成分で、腸を刺激することで蠕動運動を促します。下痢症状がある人は摂取を控えます。

●適度な運動

運動不足は、腸の動きが低下し血行不良、腹筋が弱くなっていることがあります。排便時にも上手く腹圧をかけることができないため、スムーズな排便ができません。運動を行うことで血流が良くなると、腸の働きも活発になり、腹筋を鍛えることで排便時のいきみを助けます。まずは1日10〜15分程度の軽いストレッチ運動やウォーキングなどの全身運動から始めます。

● **ストレスをためない**

　ストレスが排便に影響する理由は自律神経が関係しています。強いストレスを受けると、セロトニンという物質が過剰に放出され腸に影響を与えます。ストレスは、自律神経のバランスを崩し腸の活動を低下させます。まずはストレスの原因を取り除き、規則正しい生活を送れるよう心がけることが大切です。

● **質のいい睡眠をとる**

　不眠症の人の中で多い症状の一つに便秘があります。睡眠不足が続くことで自律神経のバランスを崩し、それに伴い消化管の働きが低下すると考えられています。特にメラトニンというホルモンの働きがカギとなります。メラトニンは夜になると分泌量が増えて眠気を感じさせます。しかし、夜寝る前に強い光を浴びると分泌量が低下してしまいます。テレビやパソコン、特にスマートフォンのブルーライトはメラトニンの分泌を抑える効果が高いといわれています。就寝前は光を極力避けるように室内の照明を少し落として眠る準備をすることが大切です。

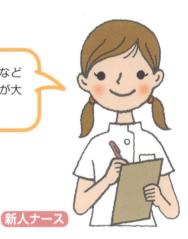

毎日排便があるか、また、硬さや量など便の性状について把握しておくことが大切です。

新人ナース

---

column

高齢者に多い便秘の悩み

　便秘は年齢とともに増加傾向になります。その要因の一つとして腸の蠕動運動の低下があります。日々の運動量が減り、食事時の咀嚼機能が低下し、食事量や食物繊維の摂取が減っていくことが考えられます。さらに糖尿病や高血圧など様々な持病を抱えているため、副作用が原因となり便秘になることがあります。また、便秘で便が石のように硬くなって、腸管壁に穴があいてしまうことがあります。特にS状結腸や直腸で起こりやすく、穴があくことで腹腔内に便が漏れてしまうと生命に危険が伴います。「たかが便秘」と軽視せずに便秘予防に努めていくことが大切です。

下痢

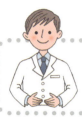

便に含まれる水分量が多く泥状、液状になって排泄される状態を「下痢」といいます。下痢が起こる原因について学びましょう。

下痢のメカニズム

腸の運動が過剰になると、消化物の通過が早かったり、大腸の炎症や食中毒などで腸粘液の分泌物が増えたりすることで、腸が水分を十分に吸収できない状態になってしまいます。そのため、泥状便や液状便のような下痢を引き起こしてしまいます。

下痢には急性、慢性があります。下痢を伴う疾患は様々なので特徴について学びます。

● **急性下痢**

持続期間は1～2週間以内。突然発症し、感染性や薬剤性であることがほとんど。主な疾患は、感染性腸炎（ウイルス、細菌、寄生虫など）、薬剤性腸炎、食中毒など。

● **慢性下痢**

持続期間は約1か月以上。主な疾患は炎症性腸疾患や過敏性腸症候群、慢性膵炎、糖尿病、生活習慣など。

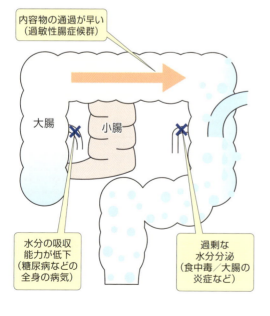

便の硬さ（ブリストルスケールによる分類）

タイプ1		木の実状のコロコロした便（排便が困難）	便秘傾向
タイプ2		ソーセージ状だがでこぼこした硬い便	便秘傾向
タイプ3		表面にひび割れのあるソーセージ状の便	便秘傾向
タイプ4		軟らかいソーセージ状の便	正常
タイプ5		軟らかい形がはっきりした半固形状の便（排便が容易）	正常
タイプ6		軟らかい泥状の便	下痢傾向
タイプ7		水様の便	下痢傾向

下痢のタイプ

細菌やウイルス感染、暴飲暴食、体を冷やす、大腸・小腸の疾患、薬剤、ストレスなど、様々な原因で下痢を引き起こします。

また、どのようなときに消化管の水分出納バランスが崩れ、下痢が起こるのかタイプ別に見ていきます。

	分泌性下痢	浸透圧性下痢	滲出性下痢	蠕動運動性下痢
原因	腸からの水分分泌量が増えるために水様便になる。細菌や毒素などの影響によって起こる	腸からの水分吸収が妨げられる。牛乳を飲むと起こる下痢も当てはまる	腸粘膜の炎症によって起こる	腸の蠕動運動が活発になり、水分の吸収が不十分なため起こる
急性下痢	腸管出血性大腸菌、ブドウ球菌、コレラ	乳糖不耐症	サルモネアなどの感染、抗生物質	
慢性下痢			クローン病、潰瘍性大腸炎	過敏性腸症候群、甲状腺疾患

下痢の看護ポイント

下痢が続くと口渇や倦怠感などの脱水症状を起こします。子どもや高齢者は電解質異常や生命の危機にかかわる脱水を引き起こす可能性があるため、特に注意が必要です。

急性下痢の場合、原因となるウイルスや細菌を排出させる必要があるため「下痢を薬で止めてはいけない」というのも一つです。しかし、下痢が継続することにより体力が消耗し、脱水が起こるなど、より危険な状態を招く場合も考えられます。そのため、医師の指示に従い薬剤を適切に使うことが必要になります。

● **水分、電解質の補給**
下痢に伴う脱水や電解質の異常が予測される場合は、医師の指示のもと輸液管理を行います。

● **食事**
下痢の誘因となる食事は避けます。また、献立については栄養士、もしくはNST＊などで調整を行います。

● **清潔ケア**
下痢が続くことで、肛門周囲の汚染や皮膚のトラブルを引き起こしやすくなります。そのため清潔を保持する必要があります。

● **感染予防**
患者さんに排泄後の手洗いについて指導を行います。感染が疑われる場合は専用のトイレを決めます。使用後は消毒するなど予防に努めます。

＊ **NST** Nutrition Support Teamの略。

急性腹症

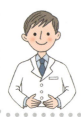
急性腹症の明確な定義はありませんが、『2015急性腹症診療ガイドライン』では「急激に発症した腹痛の中で緊急手術を含む迅速な対応を要する腹部疾患群を急性腹症と呼ぶ」とあります。痛みの部位や持続時間、強さなど注意深く問診する必要があります。消化管疾患だけではなく、心疾患、泌尿器疾患、婦人科疾患なども念頭に置きます。

急性腹症の診察・検査

● 診察

視診、聴診、打診、触診の順で行います。外観やバイタルサインはもちろんのこと、必要に応じて、黄疸、胸膜、背部、腸、泌尿器などの領域も観察します。また、腹痛がいつから始まり、どの部位か、移動していないかを確認します。

・問診、病歴、既往症状、身体所見、血液検査、画像診断などから総合的に診断していきます。

● 検査

以下の検査を行います。

・胸部・腹部単純X線検査、超音波検査、心電図、CT、尿検査、血液検査、血液ガス分析

痛みの種類

腹部の痛みは発生機序により、内臓痛、体性痛、関連痛の3つに分類されます。

● 内臓痛

消化管の収縮、伸展、拡張などにより、自律神経を介して起こります。漠然とした痛みのため腹部全体に鈍痛を感じます。痛みに伴って冷や汗、悪心・嘔吐、血圧低下などもみられることがあります。

● 体性痛

腹膜や腸間膜、横隔膜に炎症があることで痛みを生じます。部位が明確で鋭い痛みが持続します。

● 関連痛

内臓の痛みを伝える神経が周囲にある神経線維を刺激することで起こるものをいいます。胆石症などの、背部や右肩に出現する放散痛も関連痛の一つです。

肝性脳症

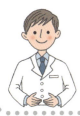
肝臓の障害によって引き起こされる意識障害を「肝性脳症」といいます。体の中で発生したアンモニアなどの有害物質を解毒することができず、アンモニアが血液中で増加し、脳の機能に障害を引き起こします。また、意識障害が進行すると昏睡状態になるため注意が必要です。ほかにも様々な精神症状、神経症状を引き起こします。

肝性脳症の症状

肝性脳症のおもな症状は以下のとおりです。

精神症状	意識障害、性格異常、興奮、抑うつ、昏迷、昏睡、せん妄、無欲状態
神経症状	腱反射亢進、筋緊張亢進、けいれん、振戦（しんせん）、吃逆（しゃっくり）、眼振、失禁

羽ばたき振戦

肝性脳症が進行すると手をバタバタとする羽ばたき振戦の症状が現れます。

- 両方の上肢を前に出し手を背屈させ手の平を見せるようにすると手関節の背屈、伸展を繰り返す運動のことをいいます。
- 肝性脳症の分類ではⅡ度、Ⅲ度に出現します。

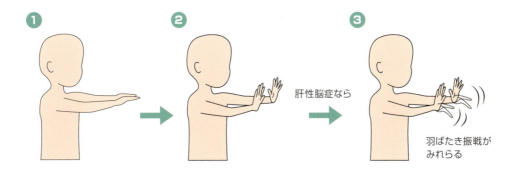

肝性脳症の分類

肝性脳症の昏睡度には犬山分類*が用いられます。

▼肝性脳症の昏睡度分類（犬山分類）

段階	精神症状	参考事項
Ⅰ	・睡眠—覚醒リズムの逆転 ・多幸気分、特に抑うつ状態 ・だらしなく、気にとめない状態	あとからでしか判定できない場合が多い
Ⅱ	・指南力（時、場所）障害、物をとり違える ・異常行動（例：お金をばらまく、化粧品をゴミ箱に捨てる） ・ときに傾眠傾向（普通の呼びかけで開眼し会話ができる） ・無礼な言動があったりするが、医師の指示には従う態度をみせる	興奮状態がない 尿、便失禁がない 羽ばたき振戦あり
Ⅲ	・しばしば興奮状態、せん妄状態を伴い、反抗的態度をみせる ・嗜眠傾向（ほとんど眠っている） ・外的刺激で開眼しうるが、医師の指示には従わない。または従えない（簡単な命令には応じる）	羽ばたき振戦あり 指南力障害は高度
Ⅳ	・昏睡（完全な意識の消失） ・痛み刺激には反応する	刺激に対して払いのける、顔をしかめる
Ⅴ	・深昏睡（しんこんすい） ・痛み刺激に反応しない	—

看護のポイント

治療が難しいため、前駆症状を早期に発見して適切な対処が必要となります。そのためにも、全身状態の観察、検査データなど経時的な観察が重要です。異常行動がみられる場合があるため、興奮時にベッドから転倒・転落しないよう患者さんの安全を図ります。

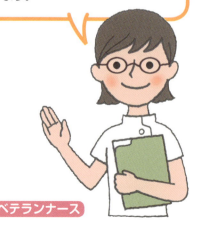

アンモニアの生産につながるタンパク質の摂取を制限した食事療法を行います。一方で肝機能障害があると低血糖を引き起こす恐れがあります。低血糖は肝性脳症を悪化させてしまうため高エネルギー食とします。

ベテランナース

*犬山分類　犬山シンポジウム（1981年）による肝性脳症の昏睡度分類。

嚥下障害

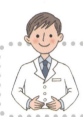
嚥下障害とは口腔からの食物が咽頭、食道を通過し、胃に運ばれていく過程が円滑に行われない状態をいいます。

嚥下のしくみ

嚥下は大きく3相に分類されています。

- **第1期：口腔相**
  咀嚼した食塊が舌の運動によって咽頭に送られる。口腔相は随意に行われる。

- **第2期：咽頭相**
  咽頭に運ばれた食塊を嚥下反射によって不随意に食道の入り口に送られる。

- **第3期：食道相**
  喉頭が元の位置に戻って、食塊が食道の蠕動運動や重力によって不随意に胃に送られる。

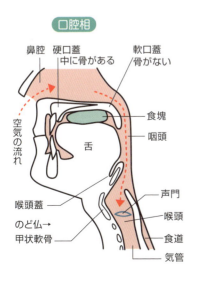
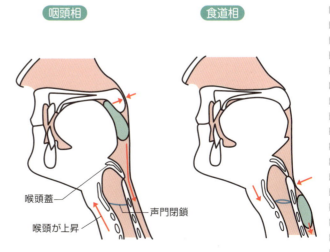

●嚥下障害の原因

　嚥下障害の原因には先天性の疾患や脳性麻痺、認知症、脳血管障害、呼吸器疾患、薬剤による影響、加齢などがあります。

●嚥下障害の症状

・食事中によくむせる、または突然咳き込む。
・いつまでも口腔内に食物が残っている。
・食欲がない。
・体重減少がある。
・水分をとらなくなった。
・発熱を繰り返す（誤嚥性肺炎疑い）。
・夜間、咳き込むことがある。

嚥下障害と誤嚥性肺炎

　嚥下障害により唾液や食べ物、胃の逆流物などが細菌と一緒に気管に入ってしまうことがあります。そのまま肺に送り込まれると炎症を起こし、咳嗽や高熱などの症状があります。これが誤嚥性肺炎です。

　特に高齢者は咀嚼や嚥下の筋力が低下し、食物を上手くかみ砕いたり飲み込んだりすることが難しくなってきます。そのため、誤嚥を起こしやすく誤嚥性肺炎にかかりやすいのです。

　また症状が現れにくいのも高齢者ならではの特徴です。重症化してから発見することも少なくないため、「元気がない」「なんとなくいつもと違う」「食欲がない」などの様子が見られたら誤嚥性肺炎を疑います。

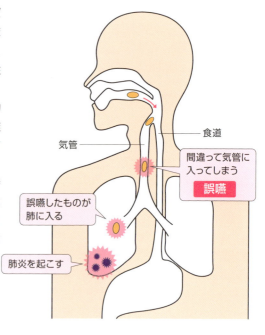

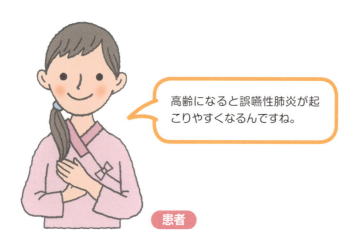

患者：高齢になると誤嚥性肺炎が起こりやすくなるんですね。

腹部膨満
ふくぶぼうまん

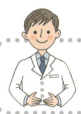
「腹部膨満」とは、ガスや腹水などによって腹腔内が充満し、腹部が徐々に膨らみ、張っているような感覚となるものです。

腹部膨満が起こる理由

腹部膨満が起こる原因には、腸管ガスの貯留、腹水貯留、腫瘍性などがあります。

●ガスの貯留による腹部膨満
腸管内に存在しているガス量は約200～300mℓ。緊張やストレスを感じると異常に空気を飲み込んでしまったり、腸内細菌叢の変化によってガスが発生し、腸管内にガスが貯留します。

●便秘による腹部膨満
便秘でも腹部膨満は起こります。排便を行うことで軽減されるので、まずは生活習慣を見直します。必要な場合は薬剤を使用します。

●腹水による腹部膨満
腹水が貯留する疾患には、肝硬変、肝がんなどがあります。腹水がある程度貯留したら穿刺し、排液することが苦痛の軽減になります。

●腫瘍による腹部膨満
腫瘍が原因となる腹水の貯留や便の通過障害などによる腹部膨満感があります。

●腹水の原因と性状について
腹水の液体は腹膜の炎症による滲出液と、門脈圧亢進や血漿膠質浸透圧低下による漏出液の2つに分けられます。

	性状	疾患
漏出液	漿液性	右心不全、肝硬変、ネフローゼ症候群
滲出液	血性	がん性腹膜炎、腹腔内出血、急性膵炎
	乳び性	悪性腫瘍、フィラリア、リンパ管閉塞
	粘液性	中皮腫

黄疸（おうだん）

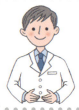

「黄疸」とは、ビリルビンが増加し、血中のビリルビン値が2〜3mg/dℓ以上になって皮膚、粘膜、眼球結膜などの黄染が出現する症状をいいます。正常なビリルビン値は1mg/dℓ以下です。日本人は黄色人種のため皮膚の黄染がはっきりしないので、眼球結膜での確認がしやすいといわれています。

黄疸の原因

黄疸は、原因がどこに存在するかによって大きく3つに分類されます。

●溶血性黄疸
赤血球の破壊亢進によって溶血し、大量のビリルビンが生産されることで起こります。

●肝細胞性黄疸
肝細胞の障害により、直接ビリルビンが体内に溜まることで生じる黄疸です。

●閉塞性黄疸
腫瘍や胆石などによって胆管が詰まり胆汁の流れが障害されるため黄疸が出現します。そのため、溜まった胆汁を内視鏡的胆道ドレナージ（EBD）や経皮経管胆道ドレナージ（PTBD）を行うことで黄疸が改善します。

黄疸の看護のポイント

閉塞性黄疸の場合、ビリルビンが末端神経を刺激するため皮膚のかゆみを生じます。粘膜を傷つけないよう爪を切り、皮膚を清潔に保つようケアすることが大切です。

また、肝硬変や溶血性黄疸では、安静と食事指導が重要になるため、環境を整え十分な休息をとることが大切です。

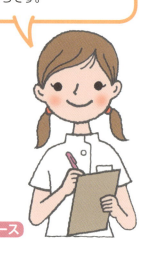

みかんをたくさん食べた場合に皮膚が黄色になることがありますが、これは柑皮症（かんぴしょう）といい黄疸とはまったく異なります。みかんなどの柑橘類には、カロチン（カロテン）という色素が含まれています。そのカロチンが皮膚などに沈着し、黄色く見えるようになるからです。

新人ナース

消化器系の検査・
治療・看護

様々な検査や治療、看護技術をおさらいします。

診察の流れを見てみよう

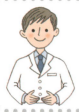

主訴をはじめとした問診から情報を得て、引き続き身体の診察を行います。流れとしては「問診➡視診➡聴診➡打診➡触診」の順番で実施します。診察では消化器系だけでなく、腹部症状では婦人科系や泌尿器系、整形外科系などの症状が出現するため、様々な方向からアセスメントすることが必要です。

問診

「問診」とは、患者さんの基本的な情報（主訴、現病歴、既往歴、生活状況、家族など）を聴取することです。患者さんのケアを行うためには、患者さんの認識、価値観、社会的背景、文化的背景など様々な視点から情報を得ていく必要があります。また患者さんに緊張感や不安感を与えないよう気持ちを和ませるなど、不安の軽減につとめます。

● 問診のポイント

問診においては、患者さんに伝わるよう専門用語は避けて、できるだけわかりやすい言葉を選びながらゆっくり丁寧に進めていきます。

看護師の姿勢としては患者さんの話を「傾聴」します。傾聴とは、ありのままを受け入れ真摯な態度で相手の話を聴くこと。看護師側の意見を押し付けることはせずに聞き続けることをいいます。「そうですね。大変ですよね」と相手の言葉に「共感」しながら頷き、安心感を与えながら信頼関係を築いていきます。

情報収集に専念し過ぎて一方的な質問になることには注意します。また、問診しやすい環境を整えることも重要です。他の患者さんに聞こえてしまうような場所や賑やかな場所を避け、静かな環境を提供することも大切です。

全身状態の観察
一般的な問診を行いながら患者さんの表情、姿勢、体型、服装、話し方など、様々な視点から全身状態を観察します。患者さんの変化を知るためにも継続した観察が重要です。 【全身状態の観察項目】 身長、体重、バイタルサイン、表情、皮膚の状態、姿勢、動作、話し方、身なり、臭い、社会的背景、栄養状態、コミュニケーション、衛生状態などを観察します。

腹部の視診

視診では、はじめに腹部を中心に全身状態から観察していきます。続いて意識状態、皮膚の色、腹部の状態などを観察します。

●視診のポイント

まずは腹部を全体的に観察します。皮膚の状態では色調の変化、局所の変化、腹部の形状に異常はないかを留意し観察を行います。

視診を行う際、医師が診察しやすいよう剣状突起から恥骨結節までを露出します。そのとき患者さんには腹部を観察することを伝え、羞恥心を与えないように留意します。

また緊張感があると腹部に力が入ってしまうため、声掛けを行いながら腹部に意識を集中させないようにします。まずは視診で認められる確認ポイントや症状について学びます。

①腹部膨満

腹部膨満で考えられる原因は、腫瘍、腹水、腸ガス、ヘルニア、便、妊娠などがあります。また、局所的な膨満がないか観察します。

②手術後の瘢痕(はんこん)

手術後は癒着性の腸閉塞（イレウス）や瘢痕ヘルニアが生じることがあるため、手術の部位や既往歴などの確認も行います。

③腹壁静脈怒張(どちょう)

上大静脈や門脈に閉塞や狭窄があることを示しています。

●下大静脈閉塞

縦方向に血管の怒張が認められます。

●門脈圧亢進症

臍を中心に怒張（メデューサの怒張）

静脈怒張は肝硬変や肝がんなどにより、門脈圧亢進が起こることで、腹壁皮下静脈に血液が大量に流れて生じます。

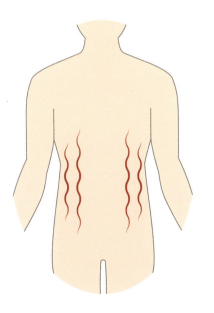
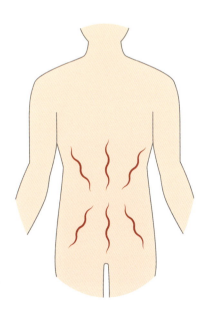

腹部の聴診

身体から生じている音から診断や予測をする方法です。聴診では腸蠕動音、血管性雑音などを観察していきます。患者さんの身体に直接触れるため不快な思いをさせたり、余計な刺激を与えたりしないよう、手や聴診器はあらかじめ温めておきます。

● 腸蠕動音

消化管内にある内容物やガスが移動する際に発生する音です。腸蠕動音の正常は5〜15秒間に1回程度といわれています。回数が多い場合は下痢、腸蠕動亢進、腸閉塞(イレウス)などが考えられます。正常な範囲以下の場合は腸蠕動音減弱、5分聴取できない場合、「腸蠕動音消去」といい、麻痺性イレウス、腹膜炎の可能性が考えられます。

腸蠕動音	考えられる原因
亢進	頻回に腸蠕動音が聴取される状態です。下痢、腸管閉塞、狭窄などが疑われます。閉塞性イレウスの場合、亢進が進むと金属製の音が聴取されます。
減弱	腸蠕動音が正常の回数以下でしか聴取されない状態です。薬剤の副作用や絶食などでも起こります。
消失 5分聴取できない	5分以上聴診しても腸蠕動音が聴取できない状態をいいます。麻痺性イレウスや腹膜炎による腸蠕動運動停止などが疑われます。
金属音	閉塞性イレウス、絞扼性イレウス

● 腹部動脈の血管性雑音

腹大動脈(下行大動脈)、腎動脈、腸骨動脈で聴取を行います。動脈瘤、血管狭窄・拡張などが疑われます。

打診

「打診」とは身体を叩いて振動を起こすことで、音の状態や部位の性状を予測し、診察する方法です。

叩いた部位から深さ5〜7cmまでの臓器や組織を反映した打診音によって情報を得ます。特に腹部膨満や肝臓の大きさ、ガス貯留などを診断します。

- 手首のスナップをきかせながら叩きます。叩いた直後はすぐに指を離して聴取し、鼓音と濁音の聞き分けを行います。鼓音が亢進している場合、腹水とガスの貯留が考えられます。

● 叩打診(こうだしん)

臓器の腫大や炎症がある場合、叩打診による振動で痛みが生じます。利き手の反対の手を叩打する部分に当てながら軽く行います。特に肝臓、脾臓、腎臓の疾患で行うことがあります。

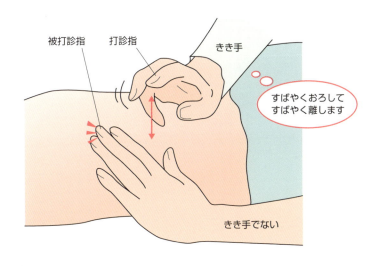

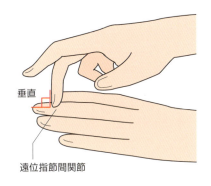
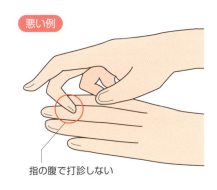

腹部の触診

　触診は最も重要な役割を果たす診察方法です。手掌全体で浅い触診から行い、次に指先で行う深い触診の順で行います。腹痛に伴う症状のほか、特に腹膜炎や腫瘍の有無について調べていきます。また、触診時は患者さんの表情についても観察を行います。

●触診のポイント
　患者さんに仰臥位（仰向け）になってもらい両足を軽く曲げてもらいます。触診では圧痛、腫瘍、筋性防御＊などを調べます。

腹部の力を抜いてもらうよう深呼吸を促し声掛けを行います。腹部の9区域で実施しますが、痛みの強い部分は最後に行います。圧痛や筋性防御がある場合、痛みの部位と強さ、筋性防御やブルンベルグ徴候（反跳痛）＊の有無について調べていきます。
　胃、十二指腸では心窩部、膵炎では心窩部から背部にかけて、胆石や胆のう炎では心窩部から右季肋部に圧痛がみられる傾向があります。
　なかでも虫垂炎の場合、「マックバーニー圧痛点」「ランツ点」に圧痛がみられます。

＊**筋性防御**　腹部の触診時、腹壁が反射的に緊張し硬く触れる現象をいいます。腹部を触れると緊張によって硬くなる場合と腹腔内の炎症を示す場合があります。
＊**ブルンベルグ徴候（反跳痛）**　腹部を押したときより、離したときに痛みが強くなる現象をいいます。

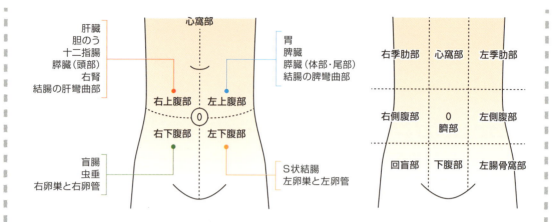

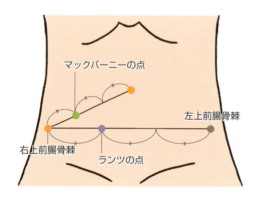

- **マックバーニーの点**
  右上前腸骨棘と臍を結ぶ線を3等分した右から3分の1に位置する圧痛点です。
  圧痛点を押して痛みがある場合は虫垂炎が疑われます。

- **ランツの点**
  左上前腸骨棘と右上前腸骨棘を結ぶ線を3等分し、3等分したうち右から1つ目の点になります。押すと痛みがある場合、虫垂炎を疑います。

- **虫垂炎の場合**
  右下腹部に圧痛、ブルンベルグ徴候がみられます。
  虫垂が穿孔した場合、腹部全体に腹膜刺激症状がみられます。

 ## 肝臓の触診

肝臓の圧痛、腫大、弾力性、腫瘍の有無などを確認します。

仰臥位で行い、軽く膝を曲げてもらいます。腹式呼吸で深呼吸を促し、大きく息を吸い込んで吐き出したところで、肝臓部分に指を押し込みます。そのまま息を吸ってくるところで肝臓下縁を触知していきます。

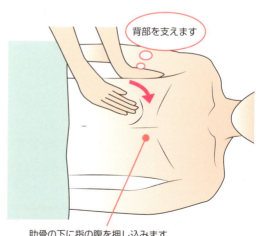

検査

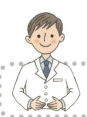

消化器に関する様々な検査についておさらいしましょう。

便潜血検査

大便を採取して消化管出血の有無を調べる検査法です。消化管の炎症や潰瘍、がんなどのスクリーニングのために行います。下部消化管出血の検査では検出率が高いため判定には欠かせない検査です。

● 便の採取方法

採取器具で便の表面を数カ所こすり、5カ所ほど刺します。そのまま容器に入れて蓋を閉めます。

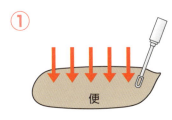

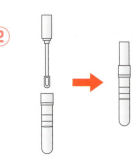

▼便潜血があったとき疑われる疾患

鮮血がみられる	痔、大腸ポリープ、大腸がんなど
便に赤褐色の血が混じっている	上部の大腸ポリープ、大腸がん、潰瘍性大腸炎など
タール便（黒色便）	胃・十二指腸潰瘍、食道静脈瘤、食道がん、胃がんなど

肝機能を知る血液検査

肝臓の機能を評価するためには、まず血液検査が行われます。

検査項目	基準値	低値	高値
AST (GOT)	8〜38 IU/L		急性肝炎、慢性肝炎、肝硬変、肝がん、脂肪肝、アルコール性肝障害
ALT (GPT)	4〜43 IU/L		急性肝炎、慢性肝炎、肝硬変、肝がん、脂肪肝、アルコール性肝障害
LDH (乳酸脱水素酵素)	124〜222 U/L		急性肝炎、肝臓がん、大腸がん、膵臓がん、胃がん、胆のうがん
アルブミン (Alb)	4.0〜5.3 gj/dℓ	栄養不足、体外への喪失(下痢、出血、熱傷など)、肝硬変	肝硬変、劇症肝炎
ChE (コリンエステラーゼ)	200〜486 U/L	肝硬変、劇症肝炎	脂肪肝
T-CHO (総コレステロール)	142〜248 mg/dℓ	栄養不足、劇症肝炎、肝硬変	閉塞性黄疸、高コレステロール血症
アルカリフォスファターゼ (ALP)	104〜338 IU/L以下		肝臓がん、胆道疾患
総ビリルビン (T-Bil)	0.2〜1.5 mg/dℓ以下		急性肝炎、慢性肝炎、肝硬変、肝臓がん、胆道閉鎖、胆石症、胆管がん、膵臓がん
直接ビリルビン (D-Bil)	0.4 mg/dℓ以下		急性肝炎、慢性肝炎、肝硬変、肝臓がん、胆管閉鎖、閉塞性黄疸
γ-GTP	男性 70 IU/L以下 女性 30 IU/L以下		アルコール性肝障害、胆道閉鎖、薬剤性肝障害
ZTT	0〜5 U	転移性がん	慢性肝炎、肝硬変、肝臓がん
TTT	4〜12 U		急性、慢性肝炎、肝硬変、脂肪肝

引用:医療情報科学研究所編『看護が見える 臨床看護技術 第1版』(メディックメディア) 2018

- **AST (GOT)、ALT (GPT)**

トランスアミナーゼと呼ばれる酵素で、アミノ酸をつくる働きをしています。肝細胞に多く存在しています。肝細胞が破壊され始めると血液中に流れ出すため、肝障害の指標として用いられます

- **LDH (乳酸脱水素酵素)**

全身の組織に広く分布している酵素です。数値が上昇している場合、臓器や細胞に損傷があることを示しています。

- **アルブミン (Alb)**

アルブミンは肝臓でつくられます。数値が低い場合は栄養失調や肝障害の恐れがあります。

- **ChE (コリンエステラーゼ)**

ChEは体内にあるコリンエステルという物質を分解する酵素です。肝臓で合成され血液中に分泌されています。数値が低い場合、慢性肝炎や肝硬変、肝がんなどが考えられます。一方で高値を示す場合、ネフローゼ症候群や脂肪肝、糖尿病、肝がんなどがを疑います。

- **T-CHO (総コレステロール)**

血液中に含まれる脂肪分です。数値が高いまま放置しておくと血管壁に付着し、動脈硬化の原因になります。

- **γ-GTP (γ-グルタミルトランスペプチダーゼ)**

γ-GTPはタンパク質を分解する酵素です。アルコールに反応するため、アルコール性肝障害を見つけ出す検査として有効です。

- **ZTT、TTT**
(硫酸亜鉛混濁反応、チモール混濁反応)

肝機能が低下すると、血清タンパクを構成しているアルブミンが低下し、γグロブリンが増加します。

腫瘍マーカー

「腫瘍マーカー」とは、がんの進行とともに増加する特殊な物質をいいます。この物質を検出することで、がんの可能性や部位、種類を知ることができます。しかし、がん以外での疾患でも陽性反応を示すものがあったり、早期がんでは反応が乏しかったりするものがあるため、あくまでも補助的な判断材料とされています。

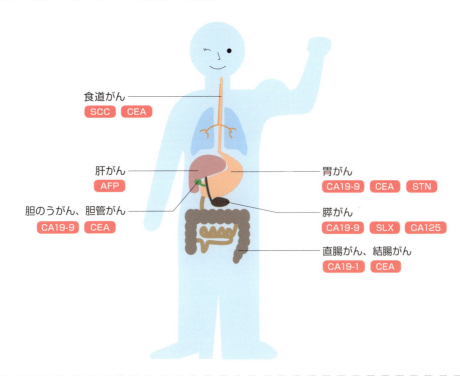

サプリメントの過剰摂取により肝機能障害？

　サプリメントは医薬品と違います。成分の含有量や品質に規制や基準がないため、なかには無許可で販売されている場合もあります。根拠のない効果を誇大に広告し、テレビや雑誌、インターネットなどで、個人の使用体験談などが掲載されているので、多くの人は健康のためにと服用してしまいがちですが、むやみに服用してしまうことでアレルギーを起こしたり、肝障害を起こしてしまったりする事例が多くあります。

　増え続けていくサプリメントの種類は医薬品と区別しづらくなっています。そのため、医療従事者でもサプリメントの有効性に振り回されてしまいがちです。健康になるために服用したのに病気となり、治療を必要とする事態になってしまうこともあるのが現状です。そのためにも、処方された薬以外にも他に服用しているものがないか「問診」していく必要があります。

腹部X線検査

腹部にX線を照射して腹部の病変を発見するための検査です。腹部X線検査には、腹部立位正面（AP方向）撮影、腹部背臥位正面撮影、腹部側臥位正面撮影、ポータブル撮影などがあります。イレウス、消化管穿孔(せんこう)で見られるフリーエア、便貯留の有無、結石（胆石、膵石など）、臓器の形態異常や腫瘍などの発見が目的です。

●検査時のポイント

検査前の準備として、患者さんの氏名・呼称、もしくは患者さんの氏名と識別番号（ID）で確認を行います。患者さんには検査の必要性を伝え金属類、湿布、カイロ、コルセットなど撮影に影響するものを確認します。また女性の場合は妊娠の有無について確認します。患者さんによってはADLの状態を把握しておくことが必要です。

造影検査

消化管や胆道、膵管などの臓器の形態的な状態を確認するため、造影剤（バリウム）を体内に入れます。造影剤の注入は経口、大腸の場合は肛門（注腸）、静脈などに入れて撮影を行います。注意事項として造影剤によるアレルギーが出現する場合があります。

●上部消化管造影検査

胃、十二指腸を観察し、造影剤を使用したレントゲン検査です。経口もしくは経管的に硫酸バリウム、またはガストログラフィンなどの造影剤を用いて、上部消化器の形態、機能を見ます。検査の方法として充満法、二重造影法、圧迫法、粘膜撮影法などがあります。

●充満法

造影剤を消化管内に充満させて撮影するため、全体の輪郭を抽出しやすい検査です。

●二重造影法

バリウムと空気や発泡剤を使用します。体位変換を行いながらバリウムを全体的に消化管内に付着させ、空気で全体を膨らませて撮影を行います。バリウムと空気での白黒の差によって粘膜面の状態を抽出することができます。

●圧迫法

バスタオルや布団を使用し、腹部を圧迫しながら行う撮影法です。粘膜の凹凸状態を確認することができます。

●粘膜撮影法

造影剤を少量投与します。造影剤が胃のヒダ部分に行き渡らせて撮影を行います。

●検査時のポイント

検査前の注意事項を説明します。検査前日の夜9時以降からは禁飲食にし、アルコールも控えるよう伝えます。当日は検査が終了するまで禁飲食にします。検査で使用する消化管の蠕動運動を低下させるための鎮痙薬の影響で目がチカチカする場合があるので、車の運転は控えるよう事前に伝え当日も確認を行います。ペースメーカーや金属類、妊娠の有無などを確認します。

腹部CT検査

腹部CT検査には、造影剤を使用しない単純撮影と造影剤を使用する造影撮影の2種類があり、臓器を断面的に見ることができます。特に造影撮影では病変をより明瞭に観察することができます。

● 検査時のポイント

検査前の確認事項として撮影部位、アレルギー、造影剤の種類、量、静脈ラインの確保、金属類、心臓ペースメーカーの有無などを確認していきます。腹部での撮影は手を挙上することが多いため、撮影時は動かないよう患者さんに声掛けを行います。点滴ルートがある場合は寝台が動く距離を想定して設置します。造影剤が注入されるとき熱感や血管痛を訴える場合があります。刺入部の痛みや腫脹がないことを確認し、患者さんの不安や緊張を取り除くためにも事前に説明しておくことが大切です。

造影剤によるアナフィラキシーショックに対応できるよう、救急カート、AED（自動体外式除細動器）の確認を行います。検査後は排泄を促すために水分摂取を行うようにします。

 ## MRI検査

X線は使用せず、非常に強い磁石と電磁波を利用して体内の状態を断面像として描写します。また、造影剤を使用せずに血管の撮影ができます。ただし、撮影時間が長く金属の使用は不可のため注意が必要です。

● 検査時のポイント

ペースメーカー、ICD（植え込み型除細動器）、人工内耳、入れ墨、眼球内金属などの体内留置金属の患者さんでは禁忌です。ほかにも、金属類の持ち込みや機能性下着、湿布は不可です。女性の場合、妊娠の有無を確認します。MRIの検査では、大きな音がすること、時間がかかることを事前に説明します。

MRIに入室する際は車椅子、ストレッチャー、点滴台など、MRI対応できるのか事前に確認が必要です。特に酸素の吸引をしている患者さんの場合、酸素ボンベが一緒にあるため注意が必要です。看護師側もペン、名札、リング付きメモ帳、時計、聴診器などを外してから入室するよう確認を行います。

機能性下着での検査はダメ？

冬場に着られる人が多い機能性下着を身に付けたままMRI検査を行うと、火傷の危険性があると言われています。国内では保温性下着や遠赤外線下着を身に付けた患者さんがMRIの検査を受けたあと、皮膚がヒリヒリしたり、火照ったりするような訴えがあったそうです。

見た目には金属が入っているように見えませんが、機能性下着には何らかの金属製の物質が練り込まれていると考え、MRIの検査前にはインフォームドコンセントを徹底し、事故防止に努めていくことが大切です。

上部消化管内視鏡検査

いわゆる胃カメラ検査をいいます。挿入経路は経鼻と経口があります。咽頭から食道、胃・十二指腸までの観察、組織採取、治療を行うことができます。

● 検査のポイント

前日の午後9時以降は絶食になります。検査前は患者さんの内服薬の確認を行います。特に抗凝固、抗血小板薬などは休薬が行えているか確認が大切です。検査時、むせ込みをしないよう唾液、痰は飲み込まないように声掛けをし自然に吐き出すようにしてもらいます。麻酔薬使用によるアレルギー症状の出現はないかなど、必要に応じてSPO_2モニターを用いて観察を行います。検査後は麻酔の影響があるので、約1時間は絶飲食になります。また、食事は胃酸の分泌を抑えるため刺激物や味の濃いものは避けます。

下部消化管内視鏡検査

肛門から直腸、結腸内にスコープを挿入して、病変の確認と撮影を行う検査です。同時に粘膜組織を採取し、生検を行ったりポリープの切除を行ったりします。

● 検査のポイント

検査時に食物が腸に残らないよう下剤を服用し、当日は腸管洗浄のための腸管洗浄液を服用します。腸管洗浄液を服用したことによって腸管内圧が上昇して虚血性腸炎や腸管穿孔を引き起こす恐れがあるため注意が必要です。便の前処置は残存がなく黄色透明になったことを確認します。

バイタルサインの測定を行い、既往歴、合併症、アレルギーの有無、薬剤の服用について確認します。検査後もバイタルサイン測定を行い、腹部膨満感や腹痛などの異常がないことを確認します。医師の指示のもと飲食の開始時間を説明し、1時間ほど安静にします。

肝生検

肝臓に針を刺し、細胞や組織の一部を採取して顕微鏡で組織診断を行う検査です。主に急性・慢性肝炎、肝硬変などの疾患に対して重症度や治療の効果などを知るために行われます。超音波検査機器を使用しながら肝臓の位置を確認したり（超音波ガイド下生検法）、腹腔鏡下で行ったりする方法があります。全身状態が悪化している、出血傾向がある場合は禁忌です。

● 検査のポイント

肝生検は出血などの合併症を生じる恐れがあります。患者さんには検査の目的、リスクについて説明することが大切です。既往歴、内服薬の確認（抗凝固薬、抗血小板薬は事前に休薬しておきます）、アレルギーの有無、感染症の有無を確認します。検査はバイタルサインの変化に注意しながら進めます。検査後は穿刺部位の止血や腹痛、悪心症状の有無を確認し、バイタルサイン測定を行います。

栄養管理による治療

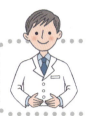

疾患による栄養状態や症状を改善するための栄養管理は基本的な治療の一つです。

栄養管理サポート

それぞれの患者さんの疾患や症状に応じた栄養管理を適切に行うことを栄養サポートといいます。その栄養サポートを実施するチームが栄養サポートチーム（NST＊）です。

NSTメンバーは医師、看護師、薬剤師、栄養管理士、臨床検査技師、理学療法士など、多職種によって構成されています。

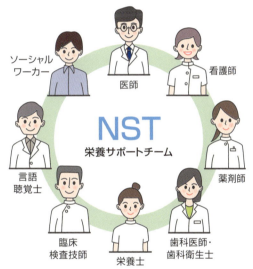

● 栄養のアセスメント

患者さんの栄養状態や病態について、的確かつ総合的な評価を行います。栄養管理は患者さんの症状により選択されていきます。

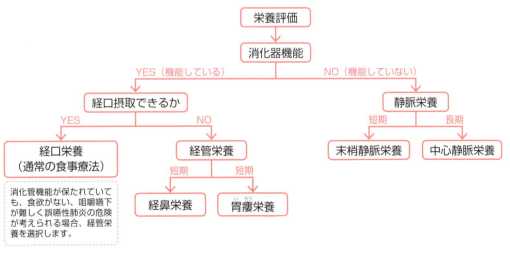

消化管機能が保たれていても、食欲がない、咀嚼嚥下が難しく誤嚥性肺炎の危険が考えられる場合、経管栄養を選択します。

＊ **NST** Nutrition Support Teamの略。

経静脈栄養

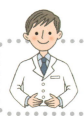

経静脈栄養には、末梢静脈から行う「末梢静脈栄養（PPN）」と心臓近くの太い血管に行う「中心静脈栄養（TPN）」があります。

➕ 末梢静脈栄養

　末梢静脈栄養は、末梢静脈からできるだけ多くの栄養素を投与し、栄養状態の改善をしていくことが目的です。ブドウ糖、アミノ酸、脂肪乳剤などが投与されます。

　中心静脈栄養に比べて管理が簡便ですが、末梢静脈から投与できるのは約1000kcalまでといわれています。

　通常、食事ができない日数が1週間から10日以内の場合には末梢静脈栄養が選択されますが、栄養状態が悪く経口摂取が長期間できない患者さんには中心静脈栄養が選択されます。

● **末梢静脈からの投与**

　末梢静脈栄養を行う場合には、橈側皮静脈、尺側皮静脈、肘正中皮静脈などから行います。

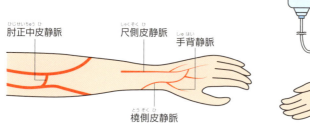
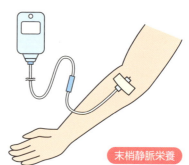

➕ 末梢静脈栄養の長所と短所

　腸管を使用せず非生理的な栄養法です。まずは特徴について学びます。

長所：中心静脈栄養に比べて感染を起こしにくく合併症のリスクが低いため、管理しやすく簡便です。

短所：高濃度の輸液は浸透圧が高いため、1日あたりで投与できるエネルギー量が決まっています。血管炎や痛みが発生することがあります。

中心静脈栄養

中心静脈栄養は、長期間、経口摂取ができない場合に選択され、高濃度の栄養素やエネルギーを補給することができます。

中心静脈栄養からの投与

中心静脈栄養では、中心静脈カテーテルを挿入し、高カロリー輸液を投与します。カテーテル挿入経路には、内頸静脈、鎖骨下静脈、大腿静脈などがあります。

おもに内頸静脈や鎖骨下静脈から穿刺を行うケースが多いですが、気胸や動脈穿刺などの合併症を起こす場合があるため、挿入時の安全性などを考え、末梢挿入中心静脈カテーテル（PICC）が中心静脈栄養の経路として注目されています。

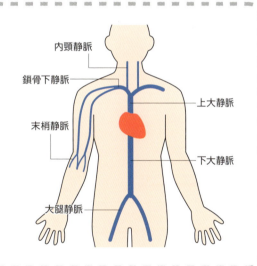

末梢挿入中心静脈カテーテル（PICC）

PICC *は、上腕から挿入していく中心静脈カテーテルです。比較的簡単に挿入でき、感染リスクが少ないと言われています。

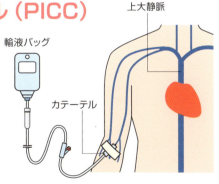

＊ PICC　Peripherally Inserted Central Catheter の略。

経管栄養

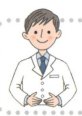

経口摂取が難しい、もしくは不可能な患者さんに対して消化管内にチューブを挿入します。そこから栄養剤を注入することで栄養状態の維持や改善を行う方法です。

カテーテルの挿入、造設部位

経管栄養には、鼻からカテーテルを挿入し、消化管に留置する経鼻法と、腹部に瘻孔を造設し、栄養剤を注入する経瘻孔法があります。

● **経鼻栄養**

チューブを鼻から挿入し消化管に留置します。瘻孔を造設するよりも容易に行えます。ただし、チューブの違和感や苦痛によって自己抜去してしまうことがあるため注意が必要です。

チューブの挿入はリスクを伴う処置になるため、医師から患者とその家族に、胃管留置の必要性とリスクなどを説明し同意を得ます。経鼻栄養は治療行為になるので、処置、検査などと同様に承諾書が必要になります。

経鼻栄養の挿入にあたっては、全身状態、栄養状態、意識障害の有無、嚥下機能、薬物服用の有無（鎮静剤、抗凝固剤など）などの確認を行い経鼻栄養の適応に注意します。

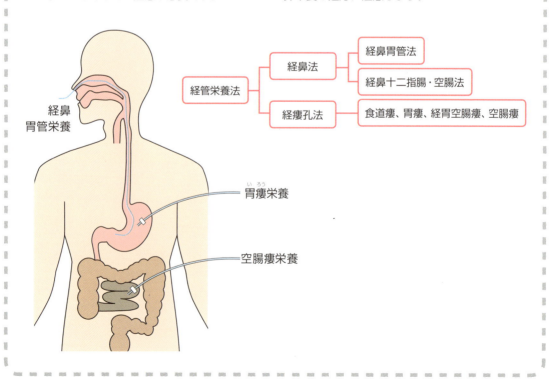

経鼻胃管の挿入方法

　目的や手順を患者さんに説明し、声掛けを行います。胃管留置の目的には、消化管手術後の減圧、胃液の採取検査、嘔吐予防、内服薬投与などがあります。事前に患者さんとその家族の承諾書が得られているか、制酸薬などの服薬の有無、アレルギーの有無、飲食の有無、バイタルサインなどの確認を行います。

必要物品

　胃管カテーテル（サイズや種類の選択を行います）、カテーテルチップ型シリンジ（50mℓ）、キシロカインゼリー、聴診器、ガーグルベースン、処置用シーツ、ガーゼ、手袋、エプロン、マスク、固定用テープ、はさみ、舌圧子、点滴用スタンド、安全ピン（必要に応じて）を用意します。

手順

　胃管チューブの挿入は苦痛を伴います。スムーズな手技が取得できるよう学びます。

❶患者さんへ胃管カテーテル挿入について説明を行い、同意を得ます（承諾書）。

> 胃管チューブ挿入前に「口腔ケア」を行い感染リスクの軽減を図ります。胃管留置の患者さんのほとんどは意識がなかったり、嚥下障害があったりします。そのため、自分でうがいや歯磨きを行うことが困難です。チューブを挿入することで誤嚥性肺炎の恐れもあるため、合併症予防のためにも事前に口腔ケアを行います。その際、口腔内の状態を観察します。

❷ベッドを座位、もしくはファーラー位（30～45度）にし、体位を安定させます。
❸頸の周辺にタオルもしくは処置用シーツを広げます。
❹鼻腔内の確認を行います。義歯がある場合は外します。

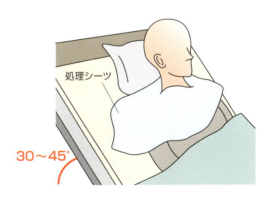

❺看護者は手袋を装着し、挿入するカテーテルの長さを確認します。挿入する前に胃管を飲み込む練習を行います。顎を引き、口を閉じてもらいます。胃管が咽頭を通る際に唾を飲み込むよう説明を行います。

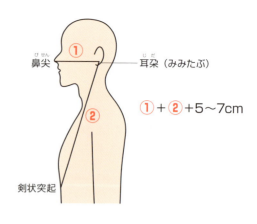

❶鼻尖から耳朶　❷耳朶から剣状突起
実際に患者さんに挿入するチューブを使用して外鼻孔から胃までの長さを測定します。外鼻孔に当てたチューブを固定し、喉頭隆起までたどります。喉頭隆起でもチューブをそのまま固定し、胸部正中をまっすぐにたどり、剣状突起あたりを目安にチューブにマーキングを行います。

❻カテーテルの先端から5cmの部分にキシロカインゼリーを塗布します。

❼カテーテルを鉛筆のように持ち、鼻孔から鼻の湾曲に沿ってゆっくり挿入します。

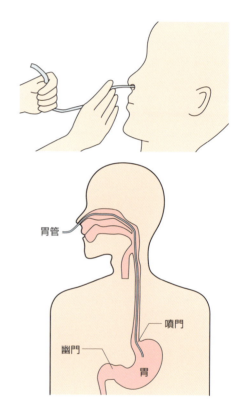

❽カテーテルを咽頭部まで挿入したら口腔内を観察し、カテーテルが真っすぐ留置しているか、口腔内、咽頭部の確認を行います。口腔内でとぐろを巻いている場合があるため、挿入途中で確認を行います。また、気管に挿入していないことも確認します。

❾患者さんに唾液を飲み込んでもらうよう声掛けを行います。嚥下の動作に合わせて進めます。

❿所定の位置まで達したらテープで仮固定を行い胃内に挿入されているか確認を行います。

⓫カテーテルチップを接続し、聴診器を胃部に当てます。空気を5～10mℓ入れて気泡音を確認し、さらに胃液が吸引できるかカテーテルチップの内筒を引きます。

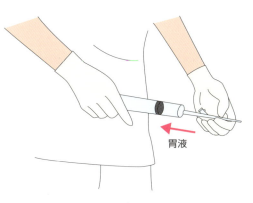
胃液

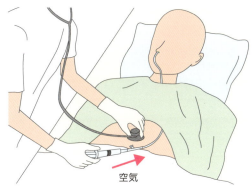
空気

⑫胃内にチューブを挿入したあとは、X線撮影で挿入位置の確認を行います。チューブが胃内に確実に挿入されていることを医師に確認してもらい、テープを固定していきます。テープ固定の際も、胃管の屈曲、口腔内でのたわみ、気管に挿入していないかを注意します。

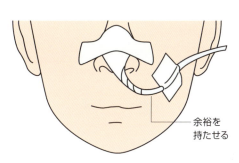
余裕を持たせる

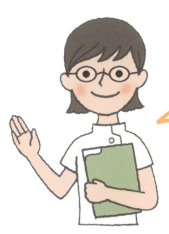
ベテランナース

スキントラブルを最小限にするため、テープの固定は鼻翼に負担をかけないようにします。固定部分は頬と衣服に行い抜去を防ぎます。テープの固定場所は位置をずらしながら毎日行います。

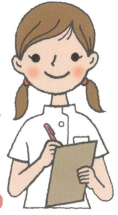
新人ナース

カルテには医師による説明内容やリスクに対しての説明を記載しておきます。また、胃管チューブのサイズ、長さなども記載が必要です。

3 消化器系の検査・治療・看護

栄養剤の注入方法

経管栄養は、経口摂取が摂取できない、もしくは十分に摂取することができない患者さんに対して行われます。消化管内に管を挿入して、その管から栄養剤を直接注入する方法です。

必要物品

イリゲーター、スタンド、栄養剤、カテーテルチップ型シリンジ（50mℓ）、聴診器、微温湯などを用意します。

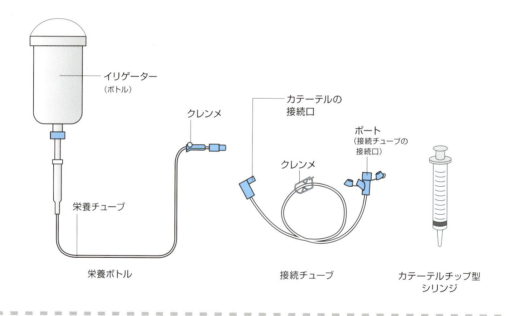

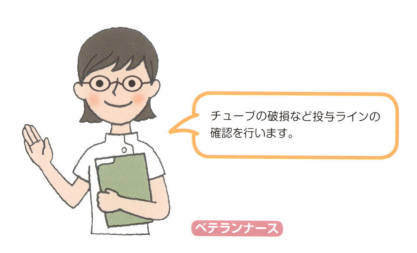

チューブの破損など投与ラインの確認を行います。

ベテランナース

栄養剤投与前に行う確認事項

注入は時間がかかるため排泄の確認をします。また痰が多い患者さんの場合、吸引を行います。

□ **マーキング確認**
マーキングのある位置からずれていないか。
固定テープがはずれていないか。

□ **チューブの破損**
チューブの接続部や破損リークはないか。

□ **むせ込みの確認**
咳嗽はないか。
逆流による嘔吐はないか。
腹部膨満、下痢などの症状はないか。

□ **口腔内の状態**
口腔内のチューブ位置、とぐろを巻いてないか。
口腔内の汚染状態。

□ **モニターでの確認**
SPO$_2$の確認。
呼吸状態。

手順

栄養剤を注入する前の確認が重要になるため、しかり観察を行っていきます。

❶ 栄養剤は事前に温めておきます（37～38℃程度）。
❷ 患者さんに十分に説明を行い、協力を得ます。
❸ 胃管チューブの固定部位にズレがないか確認を行います。マーキングの位置がずれていたり、チューブがとぐろを巻いていたりする場合はチューブが抜けかけている疑いがあります。そのまま栄養剤を注入すると気道へ注入してしまう可能性があります。また、抜けかけているチューブの再挿入はしません。
❹ 逆流や誤嚥を防ぐために、患者さんの体位は座位またはセミファーラー位とします。
❺ 温めて準備しておいた栄養剤をイリゲーターに入れ、栄養セット内を満たしておきます。

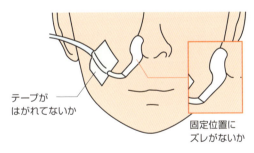
テープがはがれてないか
固定位置にズレがないか

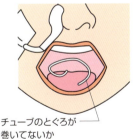
チューブのとぐろが巻いてないか

❻胃管チューブが正しい位置に挿入されているか確認を行います。胃液、胃内容物を注射器で引き、胃内容物の量や性状を確認します。胃管チューブに約10mℓの空気を一気に送り込み、聴診器で胃部の気泡音を聴取します。

> 気道に誤挿入されていても気泡音に似た音が聴こえる場合があります。気泡音が聴取できていても気道に留置されていたケースは多いため、聴診だけで胃内に留置されていると判断しないようにします。

❼胃管チューブと栄養セットの連結管を接続します。

❽食事用のエプロンを身に付け、これから食事を開始することを患者さんに伝えます。

❾クランプをゆるめて、栄養剤をゆっくり注入していきます。このとき医師の指示する速度に調整します。

❿注入中は患者さんの状態に変化がないかどうか観察します（腹部膨満感、悪心・嘔吐、腹痛、下痢などに注意します）。

⓫注入後はクレンメを一度止め栄養セットの接続を外します。微温湯などを注入し、管内を洗浄します。栄養剤の投与前後および薬剤の投与前後に、30mℓ以上の注入器（カテーテルチップシリンジ）を使用し、20〜30mℓの白湯や水でフラッシュします。

⓬注入後は患者さんのエプロンをはずします。逆流を防ぐために座位、セミファーラー位で約30分〜1時間安静にします。

⓭使用後のイリゲーターと栄養セットの洗浄を行います。

⓮経口的に食事を摂取しなくても、毎回口腔ケアを行います。口から食事を摂取しないと、口腔内の唾液量が減ることで口腔内が汚染されやすくなります。汚染されたものが気道に流れ込むと、誤嚥性肺炎の原因にもなります。

❻-1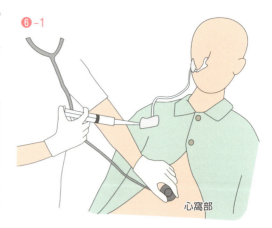
心窩部

❻-2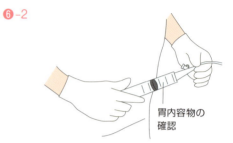
胃内容物の確認

❻-3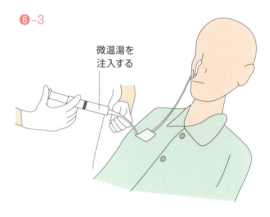
微温湯を注入する

⓬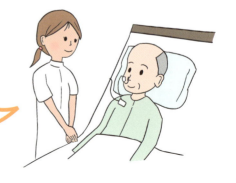
すぐに横にならないでしばらく起きててください。

経皮内視鏡的胃瘻増設術(PEG)

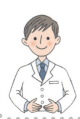

経皮内視鏡的胃瘻増設術(PEG)は、長期間経口摂取することが難しい患者さんや必要な栄養量を摂取できない患者さんに対して行われます。PEGの造設方法は大きく2つに分かれ、プル／プッシュ法とイントロデューサー法があります。両方とも胃に内視鏡を挿入して空気を送り込み、胃を膨らませて胃壁と腹壁を密着させてから行います。PEGの増設術は内視鏡下で行われるのが基本です。

✚ PEGとは

PEGとは、腹壁と胃壁をつなぐ瘻孔です。長期間、経口摂取ができない場合や必要な栄養量を摂取できない患者さんに対して、瘻孔を造設することで、直接胃内へ栄養剤を注入します。

PEGに比べて経鼻栄養の場合、鼻や咽頭の違和感が強く、嚥下訓練の妨げになるので自己抜去することも多く、誤嚥性肺炎が多くみられます。合併症として、瘻孔周辺の潰瘍やただれ、固定具の埋没、感染症、胃食道逆流症などがあります。

▼PEGの適応と禁忌

PEG適応	PEG禁忌
・誤嚥性肺炎を繰り返す ・自発的に食事がとれない ・神経筋疾患などによる嚥下困難 ・食道や胃噴門狭窄 ・減圧目的 　PEGの使用は長期間行いますが、恒久的なものではありません。鼻や咽頭の違和感が続くので嚥下訓練の妨げになりやすいです。	・内視鏡での検査ができない。通過が不可(喉頭、食道狭窄) ・大量の腹水 ・極度の肥満 ・全身状態悪化、予後不良 ・消化管吸収障害 ・高度の出血傾向 ・患者、家族が非協力的

毎日のスキンケアや栄養管理、トラブル対応、家族指導など、PEGによる栄養療法には看護師が大きな役割を担っています。PEGからの注入であっても「〇〇さん、お食事の時間ですよ」と声掛けを行うことが大切です。

先輩ナース

3 消化器系の検査・治療・看護

カテーテルの種類

基本的なカテーテルの接続は以下のとおりです。

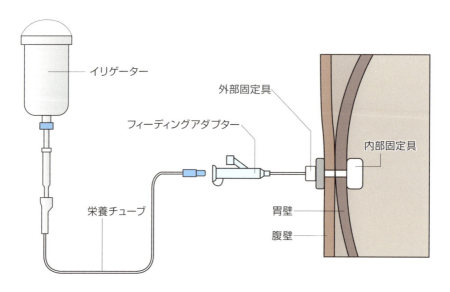

固定具の種類

固定具には様々な種類があります。体表の形態から分類されます。

バルーン型	
ボタン型	チューブ型
・蒸留水を入れて固定しているため、カテーテル交換は水を抜いて行う。 ・バルーンの破損や水が減少することによってカテーテルが抜けてしまうことがある。 ・耐久性が低いため約1か月で交換する必要ある。	・バルーンの破損や水が減少することによって、カテーテルが抜けてしまうことがある。 ・交換の期間が1か月程度と短い。 ・腹部からチューブが20～30cm出ている。

バンパー型	
ボタン型	チューブ型
・バルーン型に比べて耐久性がある（4〜6か月ごとに交換）。 ・抜けにくい。 ・交換時に痛みを伴う。	・抜けにくいが、チューブが邪魔になりやすい。 ・交換時に痛みを伴う。

起こりやすいトラブル

固定具と皮膚は密着しているため、汗や栄養剤などで汚れやすく、皮膚トラブルを起こしやすいです。以下のトラブルに注意します。

● 瘻孔周囲炎

胃瘻の周りが赤く腫れてしまう状態。カテーテルによる皮膚の圧迫、胃液、栄養剤の漏れなどが考えられます。

● 瘻孔壊死

瘻孔周囲炎が悪化、また、内部の固定具と体外の固定具が皮膚を圧迫してしまい、血流が悪くなってしまうことで起こります。

● 感染

胃瘻の周りが赤く腫れ、発熱することがあります。

● チューブ閉塞

カテーテルの内部が詰まった状態。栄養剤注入後にはフラッシュを行い、ブラシでチューブの内腔を洗浄します。改善されない場合には交換のため医師に連絡する必要があります。

● 栄養剤の漏れ

カテーテルの角度に注意し、様々な原因を考えてみます（バンパー埋没症候群など）。考えられる原因として胃内圧が高い栄養剤注入の速度、瘻孔の拡大などがあります。そのため栄養剤注入前にはガス抜きをしたり、注入速度を遅くしたりして対応します。軽度の漏れはスキンケアを行い、こよりやガーゼで対応します。

> チューブの閉塞を防ぐために定期的にフラッシュ（水を勢いよく注入）したり、専用のブラシを使用したりして洗浄を行います。

新人ナース

● バンパー埋没症候群

　胃壁内にストッパーが埋没してしまった状態です。カテーテルが可動せず、栄養剤が注入できない場合にはバンパー埋没症候群を疑います。カテーテルが引っ張られていることで胃壁内を圧迫し、壊死を起こしてしまったのが原因です。

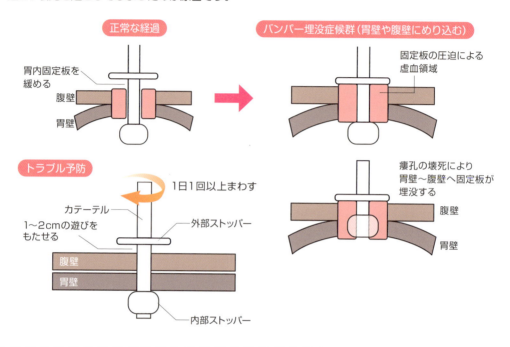

栄養剤の注入に関わるトラブル

　合併症として多いのが下痢、腹部膨満感などの消化器症状と誤嚥性肺炎です。栄養剤は軟便になりやすいため注入速度、濃度、成分を見直してみます。成分が問題であれば、低浸透圧栄養剤に切り替えます。ほかにも腹痛、嘔気、嘔吐などがある場合、注入をせずに症状が落ち着いてから再開します。その際に胃内の減圧、注入速度を見直します。

トラブルを防止するには、瘻孔を常に清潔にしておくことが大切です。また固定具は回転させ、毎回違う場所になるようにしておきます。

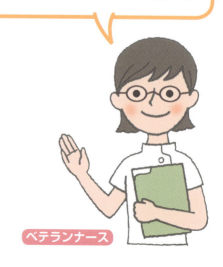
ベテランナース

胃瘻のスキンケア

　胃瘻のトラブルを防止するためには、早期発見、早期対応がカギとなります。そのため、1日1回は胃瘻の状態を観察します。

● **スキンケア方法**

　汗や消化液、栄養剤などでスキントラブルになりがちなので、できる限りシャワーや入浴を行いますが、難しい場合には洗浄剤を使用して1日1回は洗浄、清拭を行います。

　洗浄剤は弱酸性のものを使用し、よく泡立ててから瘻孔部を洗います。洗浄剤が残らないよう微温湯で洗い流して、水分が残らないよう拭き取ります。また、洗浄が難しい場合には清拭を行います。微温湯で濡らしたガーゼやタオルなどで瘻孔部を優しく拭き取ります。その場合も水分が残らないよう自然乾燥を行います。

▼洗浄方法

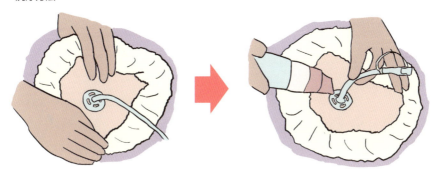

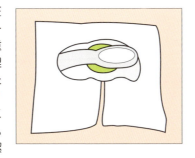

汗や栄養剤の漏れ、皮膚の圧迫などを予防するために、ガーゼやこよりを使います。何重にも厚く巻いてしまうと無理に引っ張られた状態になるため、ストッパーとの空間は指1本程度の余裕と垂直であることが望ましいとされています。また、こまめに交換して清潔を保ちます。

先輩ナース

浣腸（グリセリン浣腸）

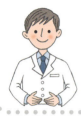

浣腸は、直腸に浣腸液を注入して排便を促す方法です。通常の排泄とは違うため患者さんは苦痛を伴います。また適切な使用方法を誤ることにより重大な事故につながることがあります。そのため、患者さんの全身状態を観察したうえで正確に実施することが大切です。羞恥心や自尊心などにも配慮しながら介助を行います。

グリセリン浣腸の適応

　長期連用は効果が減弱し、薬剤に頼りがちになるため、避けます。

- 薬物療法を行っても排便が困難な場合、また、腹部膨満感などの症状を和らげます。
- 手術前や検査などの前処置として結腸、直腸内を空にしておく必要がある場合です。

グリセリン浣腸の準備

　医師から指示された浣腸液（60mℓ、120mℓ）、潤滑剤、ガーゼ、トイレットペーパー、防水シーツ、ゴミ袋、バスタオル。必要に応じて、差し込み便器、尿器、ディスポ手袋、エプロンを用意します。

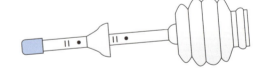

▼グリセリン浣腸（アコーディオン型）

実施前の確認

　浣腸を行う前に、全身状態や腹部所見のほかに肛門や直腸の粘膜に損傷や痔がないか確認します。直腸粘膜に損傷がある場合、高濃度のグリセリン浣腸液が血中に入り込んでしまうと赤血球の細胞膜に障害が起こり、溶血を起こす場合があります。溶血が起こると遊離ヘモグロビンが大量に発生します。そして尿細管上皮内に再吸収され、ヘムとグロビンに分解されます。このヘムによって腎不全が起こる場合があるといわれているため、十分な確認を行ってから実施します。

グリセリン浣腸の手順

人肌程度にグリセリン浣腸を温めます。40度で粘膜損傷の危険性があるため、冷たいと感じない程度の人肌にします（37.5～38度）。浣腸液の温度は図ることができないので、温めたあとによく撹拌して、実施前に前腕の内側で熱さを確認します。

❶ 患者さんに浣腸を行うことを事前に伝え、同意を得ます。
❷ 患者さんには事前に排尿を済ませてもらいます。
❸ カーテンを閉め、プライバシーの保護に努めます。
❹ 患者さんに左側臥位になってもらうよう声掛けを行います。その際、両膝を曲げてもらい臀部を突き出すかたちになってもらいます。

> 左側臥位になってもらうことで浣腸液を注入したとき、大腸の走行に沿ってスムーズに流れるためです。

❺ 腰部、臀部の下に処置用シーツを敷きます。患者さんには下着を下げてもらい、不必要な露出がないようバスタオルなどで覆います。
❻ 浣腸液の温度を確認し、手袋を装着します。
❼ 浣腸液チューブの空気を抜き、潤滑剤をチューブの先端まで出し、温度を確認します。
❽ 利き手の反対側の手で臀部を上げます。
❾ 緊張して腹圧がかからないようにするため、患者さんに口呼吸を促します。
❿ 利き手でチューブを持ち、肛門からゆっくり挿入していきます。
⓫ ストッパーが肛門に近づく距離（約5cm）に達したら臀部を持ち上げていた手を離し、浣腸液をゆっくり注入していきます。

> チューブを挿入する長さは解剖学的に約5cmとされていますが、抵抗を感じた場合は無理に進めることはせず、少し引き戻します。

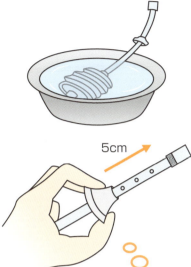

ストッパーはチューブの先端から5cmの位置に合わせます

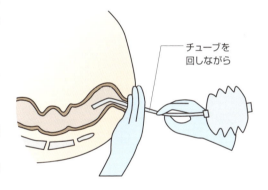

チューブを回しながら

⓬ 患者さんの状態を観察するようにして注入します。

> 浣腸液は急速に注入せず、60mℓに対して20秒ほどかけて注入していきます。速く注入すると腸管拡張や直腸内圧上昇を招きます。そうすることで浣腸液の効果が十分にないまま便意を催してしまいます。

⓭ 注入後は、患者さんの様子を観察しながら、ペーパーで肛門部を押さえながらゆっくりチューブを抜去します。
⓮ 1～3分程度便意を我慢したのちに排便をするように説明します。

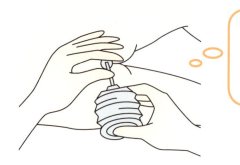

浣腸液の注入中やその後は、注入による刺激や排便時などに腹痛、肛門不快感、残便感、血圧上昇・低下があるため、声掛けや観察を行います。

✚ 浣腸を行う際の注意と合併症について

● **立位では絶対に行わない**

立位で浣腸を行うと肛門部の確認ができません。チューブの挿入も左側臥位と比べて腹圧がかかり、直腸壁に当たりやすくなります。そのため、直腸穿孔や直腸損傷を起こしてしまう恐れがあります。

● **ストッパーの遺残**

チューブの挿入とともにストッパーも差し込むと残遺してしまう恐れがあります。

● **溶血による腎機能障害**

損傷した直腸粘膜からグリセリンが血中へ入ることで溶血を引き起こします。急性腎不全の原因になる恐れがあります。

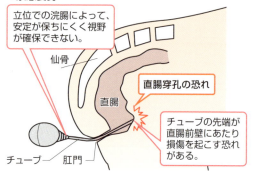

▼禁忌姿勢

立位での浣腸によって、安定が保ちにくく視野が確保できない。

仙骨／直腸／チューブ／肛門

直腸穿孔の恐れ

チューブの先端が直腸前壁にあたり損傷を起こす恐れがある。

● **血圧低下、ショック**

迷走神経反射による血圧低下やショックを起こす可能性があります。

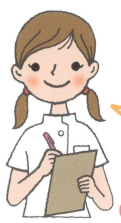

浣腸による直腸の刺激や多量の排便などにより、血圧低下、心拍数の低下、ショックなどを起こす可能性があります。浣腸後は患者さんの全身状態を観察し、バイタルサインの変化に注意します。排便の有無、便の量、色、形態、混入物、臭気、残便感、排ガス、腹部不快感、肛門痛、腹痛などを観察します。

新人ナース

摘便(てきべん)

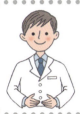

摘便とは、自然排便が行えず、直腸や肛門に停滞している硬便を除去し、排泄を促す手技です。特別な器具も用いず手軽に実施することができますが、出血や穿孔、ショックなどを伴うことがある危険な処置でもあります。患者さんのアセスメントやバイタルサインに注意しながら実施します。

摘便の準備

患者さんの苦痛を伴う手技なので、事前準備をしっかり行いスムーズに処置します。

ディスポ手袋、ディスポーザブルエプロン、マスク、潤滑剤、紙オムツ、処置用シーツ、ガーゼ、トイレットペーパー、ビニール袋、バスタオルや毛布、必要に応じて便器、陰部洗浄物品、消臭剤スプレーを準備します。

摘便の手順

痛みや苦痛がなるべく軽減できるよう事前準備が大切です。

❶ 患者さんに摘便の必要性を説明し、同意を得ます。
❷ 摘便前に排尿を済ませてもらいます。
❸ カーテンを引き、プライバシーの保護、羞恥心などに配慮します。
❹ 患者さんに下着を下げてもらい、左側臥位になって上からバスタオル、毛布を掛けます。
❺ 左側臥位は、解剖学的に排便がしやすい位置になります。
❻ 患者さんの腰部、臀部に処置用シーツを敷き込み、その上にオムツを置きます。
❼ ガーゼに潤滑剤を出し、準備しておきます。
❽ 便を掻き出す際、ゴム手袋が破れてしまうことがあるため2重に重ねて装着します。

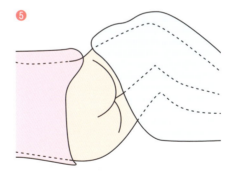
❺

❾ 利き手の示指(じし)(人差し指)に潤滑剤を付け、反対側の手で患者さんの臀部を軽く持ち上げ支えます。
❿ 患者さんに口呼吸してもらい、いきまないよう声掛けを行います。
⓫ 指を直腸壁に沿わせながら約4cm挿入します。円を描くよう指を回転させます。

⑫肛門からゆっくり指を挿入していき、指をゆっくり回転しながら行います。便に触れたら掻き出していきます。

⑬便に触れているが、下がっていない場合は臀部を支えていた手で、患者さんの下腹部を時計回りにマッサージします。

⑭便を掻き出す刺激によって、患者さんが便意を催した場合は便器を差し込みます。
便が出たら肛門部をティッシュペーパーで拭きとり、必要に応じて陰部洗浄を行います。

⑮オムツ使用の場合は、新しいオムツに交換し、患者さんの寝衣やリネン類を整えます。

⑯患者さんには、気分が悪くなったらナースコールを押すよう説明します。

⑰カーテンを開け、必要に応じて消臭剤や窓を開け換気を行います。

> 窓を閉めることを忘れないようにします。

⑱便の量や性状、出血の有無などを確認し、患者さんのバイタルサインの変化に注意します。

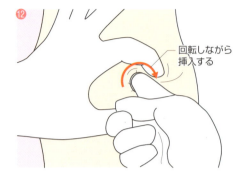

⑫ 回転しながら挿入する

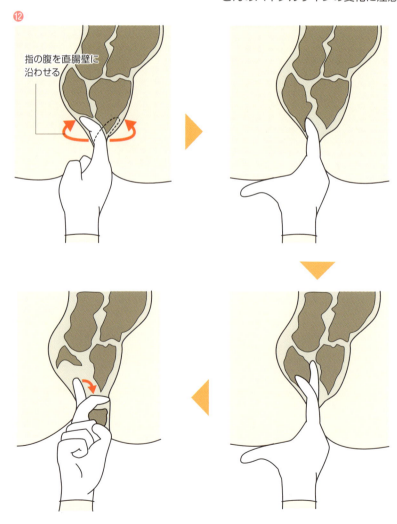

⑫ 指の腹を直腸壁に沿わせる

食道のおもな疾患

食道の代表的な疾患や治療を学びます。

食道アカラシア

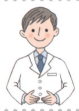
「食道アカラシア」とは、食道の蠕動運動の欠如と下部食道括約筋の弛緩不全が生じ、食物の通過が困難となって食道の異常拡張が見られる疾患です。原因ははっきりしていませんが、アウエルバッハ神経叢の変性や消失、ウイルス感染などが一因といわれています。

食道アカラシアとは

食道と胃のつなぎ目には、胃に入ってきた食物が食道へ逆流しないよう下部食道括約筋が働いています。また、タイミングよく食物が胃内へ運ばれるよう、下部食道括約筋は緩む働きも行っています。食道アカラシアでは、以下のような状態になります。

●症状について

食物のつかえ感、嚥下障害、食物残渣の逆流、胸痛、誤嚥性肺炎がみられます。なかでも、冷たい飲み物などで症状が悪化することがあります。食物の流れが悪くなるので、徐々に食道が拡張します。食事が一時的に入るようになりますが、実際には食道の中に溜まっているだけの状態になっています。その後、拡張が目立つようになると、食事が摂取できなくなります。

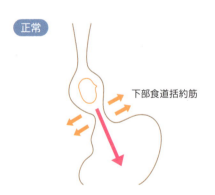

正常な食道は食物が運ばれると、下部食道括約筋が緩み胃の方へ運ばれます。

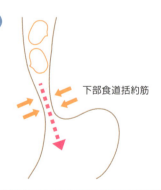

アカラシアの場合、食物が運ばれても下部食道括約筋が緩みません。

検査について

おもな検査は以下のとおりです。

- **X造影検査**
  食道や下部食道括約筋の状態を観察します。

- **内視鏡検査**
  食物残渣の貯留や蠕動運動、下部食道括約筋の状態を観察します。

- **食道内圧測定**
  蠕動運動や下部食道括約筋の状態を観察します。

治療について

治療方法は大きく分けて3つあります。

- **薬物療法**
  下部食道括約筋の筋圧を低下させる、カルシウム拮抗薬や亜硝酸薬、また漢方薬を処方します。

- **内視鏡的治療**
  経口内視鏡的筋層切開術（POEM）やバルーンによる内視鏡的拡張術を行い、下部食道括約筋の伸張を行います。

- **手術**
  腹腔鏡下で食道筋層切開術（ヘラー法）と噴門形成術（ドール法）が行われます。

看護のポイント

食事はゆっくり摂取してよく噛むことが大切です。また食後すぐに横にならないよう指導を行います。

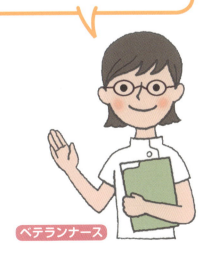

嚥下障害が慢性的にみられるため、誤嚥や誤嚥性肺炎に注意してください。

ベテランナース

胃食道逆流症（GERD*）

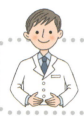

胃食道逆流症とは、下部食道括約筋圧の低下などにより胃の内容物が逆流して起こる胸やけ、前胸部痛、心窩部痛、背部痛などを主症状とする疾患です。

症状について

おもな症状は胸やけや呑酸が典型的です。ほかにも喉の違和感や喘息様症状、胸痛、睡眠障害など、多岐にわたる症状がみられます。また高齢者、姿勢（猫背）、腹腔内の脂肪が多い患者さんにもみられます。

下部食道括約筋*は、食道と胃のつなぎ目にあります。嚥下運動に伴い下部食道括約筋は弛緩し、食物を胃内へ送ります。胃食道逆流症では、嚥下運動に関係なく一過性の下部食道括約筋の弛緩が起こります。

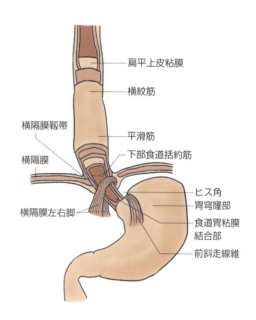

扁平上皮粘膜
横紋筋
横隔膜靱帯
平滑筋
下部食道括約筋
横隔膜
ヒス角
胃穹窿部
横隔膜左右脚
食道胃粘膜結合部
前斜走線維

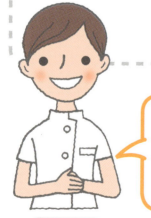

先輩ナース

「食べすぎ」「早食い」「高脂肪食」「アルコール」「喫煙」「食後すぐ横になる」という食生活に加え、前屈みになるような姿勢から腹圧がかかり逆流を起こしやすくなります。また、肥満も原因になります。一部の薬剤によっては食道の平滑筋に作用し、噴門の力が弱くなり逆流することがあります。まずは、生活習慣の改善から見直してみることが大切です。

* GERD　　　　　Gastro Esophageal Reflux Diseaseの略。
* 下部食道括約筋　LES、Lower Esophageal Sphincteといわれる。

検査や診断について

●内視鏡による検査
内視鏡による検査が有効です。食道粘膜の発赤やびらん、潰瘍の有無や重症度を確認します。腫瘍や他の疾患がないことを確認するためにもGERDの症状が続く場合には、検査を受けることがすすめられています。

●24時間pHモニタリング
食道下部のpHを測定し、胃酸の逆流やその頻度などについて重症度を調べる検査です。内視鏡で所見が認められない場合に有効とされています。先端にpH電極のついた細い管を鼻孔から食道内へ挿入し、24時間にわたり食道内のpHを測定します。食事や睡眠など通常の日常生活をしながら実施できます。

> pHが4未満の時間が4%以上だった場合、胃食道逆流症と認められます。

●PPI*テスト
酸分泌抑制薬、プロトンポンプ阻害薬（PPI）を試験的に投与することで症状の変化を知る方法です。短期間（通常は2週間）使用して症状の反応をみていきます。薬剤を使用するだけなので、身体への侵襲が少ない方法です。

治療について

治療には薬物療法と外科的療法があります。ほとんどの場合、薬物療法や日常生活の改善が有効とされています。

●日常生活の指導
まずは生活習慣の改善が重要です。脂肪分の多い食事や過食、炭酸飲料、コーヒー、就寝前の食事は避けます。また、アルコールはLESを弛緩させます。食後2〜3時間は臥位にならず、腹圧のかかるような姿勢をしたり、大きな声を出したり、腹部をきつく締めるような衣服にも注意が必要です。

●薬物療法
GERD治療に適した治療薬はプロトンポンプ阻害薬（PPI）です。PPIは胃酸の分泌を抑えることはできますが、胃液が食道へ逆流するのを防ぐことは難しいため、症状が落ち着いても一定期間は維持治療が必要になります。

●外科的療法
薬物療法で改善が見られない場合や食道裂孔ヘルニアがある場合には、噴門形成術が行われることがあります。重症例の多い欧米では多数の手術が行われているそうです。

国内でも少しずつ手術療法が増えています。特に薬物療法に効果がないとき、大きな裂孔ヘルニアのために姿勢を前屈みにしたとき、胃内容物が逆流してしまうときなどに行われます。

> GERDは軽症の場合は、原因となる生活改善などで自然軽快する場合が多く、放置しても変化がない場合があります。しかし、適切でない生活習慣を継続することで悪化していくことがあります。重症化によって食道炎が続くと、食道の運動機能が低下することでさらに悪化します。重症化すると出血や狭窄などが現れます。

＊PPI　Proton Pump Inhibitorの略。

食道・胃静脈瘤

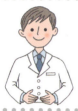
食道静脈瘤は肝硬変などが原因です。門脈圧の上昇により本来門脈を流れる静脈血が逆流し、胃・食道静脈を介して側副血行路が形成されます。それにより、食道または胃噴門部周囲の粘膜下層の静脈が怒張、拡張する疾患です。通常は無症状ですが、破裂によって出血すると生命にかかわります。

症状

食道・胃静脈瘤は無症状です。静脈瘤が破裂すると吐血や黒色便、貧血、下血などが出現します。大量出血の場合、出血性ショックを起こし死に至ることがあります。また、食道静脈瘤は表層にあるため、食物の通過や、咳などの刺激によって破裂してしまう場合があります。

検査・診断

上部消化管内視鏡検査を行い食道・胃静脈瘤が認められた場合、静脈瘤破裂の徴候として形態、色調、発赤などの有無について観察します。静脈瘤が破裂しそうな場合は早急に治療を行います。

▼内視鏡所見の評価項目

形態 (Form)
F1：直線的または蛇行した細い静脈瘤
F2：連珠状、中等度の静脈瘤
F3：連接状、腫瘤状の太い静脈瘤
色調 (Color)
Cw：白色静脈瘤（正常食道粘膜の色）
Cb：青色静脈瘤
発赤初見 (red color sign)
（－なし、＋限局性、＋＋中程度、＋＋＋全周性）
Red wale marking：ミミズ腫れ様所見
Cherry red spot：サクランボ様発赤
Hematocystic spot：血マメ様所見
占拠部位
Ls：上部食道まで、Lm：中部食道まで、Li：下部食道に限局、Lg：胃静脈瘤

治療

　食道・胃静脈瘤は出血を予防するために治療を行います。おもな治療法は「内視鏡的硬化療法（EIS＊）」と「内視鏡的静脈瘤結紮術（EVL＊）」です。

●内視鏡的硬化療法（EIS）
　静脈瘤周囲に硬化薬やエタノールを注入することで炎症を起こす方法と塞栓剤を注入する方法があります。

●内視鏡的静脈瘤結紮術（EVL）
　ゴムバンドを使用して内視鏡的に静脈瘤を結紮し、静脈瘤を壊死・脱落させます。

> 内視鏡による治療で起こる合併症には、発熱、胸痛、食道狭窄、食道潰瘍などがあります。

●外科的手術
　EIS、EVLの治療で止血することが困難な場合、また再発を繰り返す場合に手術が適応となります。

治療後に注意したいポイント

　食道・胃静脈瘤の治療後は再出血と食道粘膜への刺激に注意します。そのため食事は、固いものや辛い物、熱いものなどを避け、柔らかいものを食べるようにします。また、重たい荷物を持つことや、気圧が変動しやすい飛行機などの乗り物にも注意が必要です。

> 静脈瘤が破裂した場合、全身状態の観察とバイタルチェック、静脈の確保を行い、輸液、輸血など、出血性ショックの対応を行います。

先輩ナース

＊ EIS　　Endoscopic Injection Sclerotherapyの略。
＊ EVL　　Endoscopic Variceal Ligationの略。

食道がん

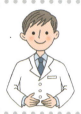

「食道がん」とは食道に発生する悪性腫瘍をいいます。食道壁粘膜の表面に発生した扁平上皮がんは約90％を占め、腺がんや未分化がんは数％程度になっています。誘因となるものは飲酒や喫煙、熱い飲食物で、中高年の男性に多い疾患です。

病態について

食道の内側の粘膜から発生したがん細胞は、食道粘膜を浸潤し、外側に向かっていくため、食道壁を超えてしまうと気管や気管支、肺、心臓、胃などの周辺にある臓器に転移します。食道の周囲にはリンパ管、血管がたくさんあります。がん細胞はリンパ液や血液の流れによってほかの臓器に（肝臓、肺、骨など）に転移します。食道がんを合併しやすい疾患には食道アカラシア、バレット食道、逆流性食道炎などがあり、長引いている食道の疾患が食道がんを発生させてしまうことがあります。このような疾患を持つ人は病状の把握と定期的な検診、適切な治療が欠かせません。

症状について

食道がんの初期はほとんど症状がなく静かに進行していきます。しかし、進行すると大きくなったがん組織によって食道の内腔が狭くなり、食物を飲み込みにくくなったり、チクチク痛んだり、しみたりします。また、食物がつかえる嚥下障害や咳嗽、前胸部痛や、がんの浸潤や圧迫によって声がかすれる嗄声（させい）がみられるなど、多様な症状が現れます。

好発部位

好発部位は胸部中部食道（Mt）が最も多く、次に胸部下部食道になります。

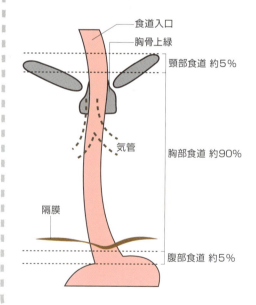

食道がんの検査と診断について

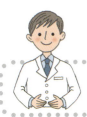

食道がんを確定するための検査を行い、治療方針を決定します。

食道がんの検査

- X線造影検査にて食道の形態を確認します。
- 内視鏡検査にて腫瘍の有無を確認し、組織生検にて細胞を採取し確定診断を行います。
- 超音波検査にて転移の有無を確認します。
- PET/CT、MRIにて周囲の臓器への浸潤や転移の有無を確認します。
- 腫瘍マーカーにて扁平上皮がんの場合、SCC＊抗原、CEA、腺がんの場合はCEA＊の検査を行います。

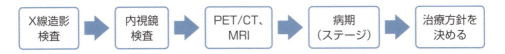

治療

　食道がんの治療には、大きく4つの治療法があります。内視鏡治療、手術、放射線治療と化学療法です。食道がんの進展度によって治療法がそれぞれ異なります。

● 0期
　0期では、内視鏡的切除術が推奨されています。ですが、病変の範囲が広く内視鏡的切除後に食道狭窄がある場合には、放射線治療や外科治療を行うことがあります。

● Ⅰ期
　外科治療が推奨されています。がんが粘膜内にとどまっていても、リンパ節に転移がある場合、外科治療が適しています。また、場合によっては化学放射線療法を行うことがあります。

● Ⅱ期・Ⅲ期
　外科療法が第一選択となります。術前に化学療法を行ったあと、外科治療を行うことが多いですが、外科治療が難しい場合には化学療法や放射線治療を行います。化学療法による副作用としては悪心・嘔吐、下痢、食欲不振、口内炎、骨髄抑制、腎障害などがあります。

＊ SCC　Squamous Cell Carcinomaの略。
＊ CEA　Carcinoembryonic Antigenの略。

● Ⅳa期

　外科治療では切除が難しい場合が多いため、化学放射線療法が中心になります。

● Ⅳb期

　化学療法や放射線療法、外科療法以外の治療法が考えられます。症状を緩和させるための治療法が重要になります。

▼食道がんの深達度

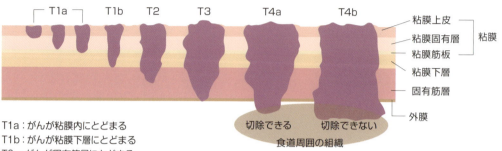

T1a：がんが粘膜内にとどまる
T1b：がんが粘膜下層にとどまる
T2 ：がんが固有筋層にとどまる
T3 ：がんが食道外膜に広がっている
T4a：がんが食道周囲の組織まで広がっているが、切除できる（胸膜、心膜、横隔膜など）
T4b：がんが食道周囲の組織まで広がっていて、切除できない（大動脈[大血管]、気管、気管支など）

日本食道学会編『臨床・病理　食道癌取扱い規約（第11版）』（金原出版）より一部改変

▼食道がんの病期（ステージ）分類　（日本食道学会による分類）

壁深速度＼転移	N0	N1	N2	N3	N4	M1
T0、T1a	0	Ⅱ	Ⅱ	Ⅲ	Ⅳa	Ⅳb
T1b	Ⅰ	Ⅱ	Ⅱ	Ⅲ	Ⅳa	Ⅳb
T2	Ⅱ	Ⅱ	Ⅲ	Ⅲ	Ⅳa	Ⅳb
T3	Ⅱ	Ⅲ	Ⅲ	Ⅲ	Ⅳa	Ⅳb
T4a	Ⅲ	Ⅲ	Ⅲ	Ⅲ	Ⅳa	Ⅳb
T4b	Ⅳa	Ⅳa	Ⅳa	Ⅳa	Ⅳa	Ⅳb

日本食道学会編『臨床・病理　食道癌取扱い規約（第11版）』（金原出版）より一部改変

▼リンパ節および遠隔転移分類

リンパ節分類
N0：領域リンパ節に転移を認めない
N1：1～2個のリンパ節転移
N2：3～6個のリンパ節転移
N3：7個以上のリンパ節転移

遠隔転移
M0：遠隔転移なし
M1：遠隔転移あり

> 日本人の食道がんの約90％は扁平上皮がんですが、欧米では腺がんが約70％を占めています。腺がんの原因には「バレット食道＊」が関係しているそうです。

新人ナース

＊**バレット食道**　食道下部の粘膜が円柱上皮に置換されている状態を言う。原因は明らかではないが、胃酸の逆流によって食道の粘膜が炎症を繰り返したことで細胞に変化が起こったと考えられている。

胃・十二指腸の
おもな疾患

食べ物を分解し、栄養素などが吸収されやすくなるよう
分解していく重要な臓器です。
それぞれの病態や症状、治療法などを学んでいきます。

胃・十二指腸潰瘍

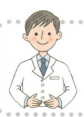

胃粘膜に対して、攻撃因子（胃酸やペプシンなど）と防御因子（血流や粘膜など）のバランスが崩れることによって、潰瘍が形成されるといわれています。また近年ではヘリコバクター・ピロリ菌感染との関係が明らかになっています。

原因について

胃・十二指腸潰瘍の主な原因はヘリコバクター・ピロリ菌と解熱鎮痛薬のNSAIDs（非ステロイド性抗炎症薬）が原因とされています。そのほかにも、ストレスや飲酒、喫煙なども原因として考えられています。

▼胃・十二指腸潰瘍の原因

ストレス　睡眠不足	ヘリコバクター・ピロリ菌感染
過労、イライラ感、睡眠不足、緊張、不安、身体的精神的ストレス	胃潰瘍では約8割、十二指腸潰瘍では約9割を占めている

薬剤	生活習慣
非ステロイド性抗炎症薬（NSAIDs）の服用、薬剤の長期服用によるもの	暴飲暴食、大量のアルコール摂取、タバコ、刺激物、就寝前に食事をする

● 特徴について

胃潰瘍と十二指腸潰瘍の特徴について比較してみます。

	胃潰瘍	十二指腸潰瘍
好発年齢	中高年に多い	20〜30歳代
男女比	1：1	3：1
疼痛	食後に痛む	空腹時に痛む
好発部位	胃角部小彎部、幽門部	十二指腸球部前壁

症状について

　悪心・嘔吐、心窩部痛、食欲不振、胸やけ、などの自覚症状があります。胃潰瘍の場合では、食後に心窩部痛が現れ、十二指腸潰瘍では空腹時や夜間に多く見られます。胃潰瘍は胃角部の小彎に起こりやすく、十二指腸では球部に好発します。

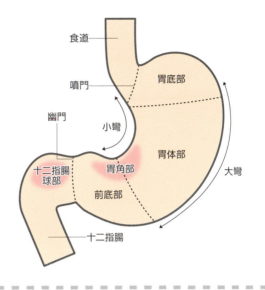

注意したい合併症

　潰瘍の3大合併症には「出血」「幽門狭窄」「穿孔」があります。

● **出血**
　消化管出血の多くは潰瘍による出血です。出血量によってはショック状態を引き起こすことがあります。

● **幽門狭窄**
　幽門部の内腔が狭くなり、通過障害を引き起こします。

● **穿孔**
　潰瘍が深くなり腹腔を突き抜けてしまう状態です。穿孔が起こると多くの場合、腹膜炎を引き起こすため注意が必要です。原則は外科手術になります。

> 消化管穿孔を起こすと、消化管の内容物が腹膜内に漏れることで急性腹膜炎を起こす場合があるので、早急な診断と治療が必要です。
>
> **先輩ナース**

検査について

　胃・十二指腸潰瘍の検査では、X線造影検査、内視鏡検査がおもなものとなります。また、ピロリ菌の有無を調べるための感染検査も行います。潰瘍の部位や性状などを観察し、診断します。

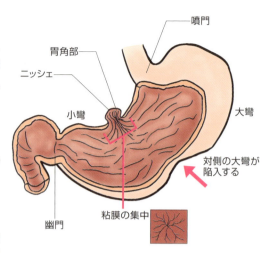

● X線造影検査
　潰瘍などの欠損部分に造影剤がたまった部分「ニッシェ」といわれる集中像が確認されます。

● 内視鏡検査
　潰瘍の位置や大きさ、深さなどはもちろん、治療や経過観察にも有用な検査です。がんとの識別が必要な場合は生検を行います。

● ヘリコバクター・ピロリ菌検査
　尿素呼気試験法、血液や尿を使った抗体測定、糞便中抗原測定、内視鏡を使う検査として培養法、迅速ウレアーゼ試験、組織鏡検法などがあります。

治療について

　まずは日常生活を規則正しく送ることが大切です。ストレスや睡眠不足も原因の一つです。一般的には、胃・十二指腸潰瘍の発生や再発となる危険因子を取り除くことが大切です。
　胃・十二指腸潰瘍は一度治っても、再発を起こしやすい疾患です。再発を防ぐために以下のようなことに気を付けます。

● 生活習慣の改善
　アルコールや刺激物を避け心身の安静を心がけましょう。

● 薬物療法
　粘膜を保護するため胃酸分泌抑制薬を服用します。ヘリコバクター・ピロリ菌による潰瘍の場合は除菌を行います。

● 内視鏡による治療
　出血がある場合、止血するために内視鏡を利用します。直接、胃内を観察することができ、組織検査を同時に行うことができます。

● 外科的治療
　穿孔や大出血、狭窄を起こし繰り返す場合は患部を切除する必要があります。

ヘリコバクター・ピロリ菌感染症

　胃の中は胃酸があるため殺菌された状態だと考えられていましたが、胃の中でヘリコバクター・ピロリ菌が発見され、注目を集めています。何よりも胃潰瘍や胃がんの原因になっているため早期発見・早期治療が重要です。

　ピロリ菌は胃粘膜に感染し生息しています。ピロリ菌から分泌されるウキアーゼなどの酵素によりアンモニアを発生させ、胃酸を中和し定着しています。またピロリ菌の酵素や毒素などの分泌物によって胃粘膜が障害され、胃炎や胃潰瘍が生じます。

原因と症状

　ピロリ菌感染の原因ははっきりと解明されてはいませんが、衛生環境があまり整備されていない時代、地域などによる経口感染だといわれています。免疫が完成していない幼児に感染が多く、健康な成人が新たに感染する心配はほとんどありません。

　ピロリ菌に感染していてもほとんどは無症状です。しかし、感染している人のほとんどにはピロリ菌による胃炎が起こり、除菌しない限りでは慢性的な炎症が続きます。

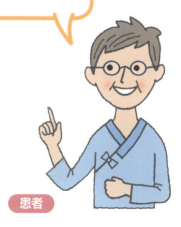

ヘリコバクター・ピロリ菌が発見された場合、除菌治療（抗生物質）を行うことで、胃・十二指腸潰瘍が改善されたり、胃がんの予防につながったりするのですね。

患者

検査について

ピロリ菌の有無を調べるには内視鏡を用いない検査と、内視鏡による検査の2つがあります。

- **内視鏡を用いない検査**
- ●抗体測定
  血液や尿からピロリ菌に対する抗体を調べることにより、感染しているか判断します。
- ●尿素呼気試験
  吐き出した呼気を調べて感染しているか判断します。
- ●便中抗原測定
  便から菌の抗原を調べて判断します。

- **内視鏡を用いる検査**
- ●培養法
  採取した組織を培養し、ピロリ菌が増殖するか調べます。
- ●迅速ウレアーゼ試験
  ピロリ菌の酵素から作り出されるアンモニア量を調べます。
- ●鏡検法
  採取した組織を染色し顕微鏡を使用してピロリ菌の観察を行います。

治療について

検査の結果、ピロリ菌に感染している場合、薬物療法によって除菌を行います。薬物には、胃酸分泌抑制薬と抗菌薬を服用します。

> ピロリ菌の感染は胃がんとの関係が知られていますが、感染したすべての人が胃がんになるわけではありません。ピロリ菌で胃の粘膜に慢性の炎症が生じ、慢性胃炎になりやすくなります。炎症が進行すると慢性萎縮性胃炎となり、胃がんのリスクが高くなります

先輩ナース

機能性ディスペプシア（機能性胃腸症）

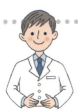

胸やけや胃もたれ、腹痛などの症状があるにもかかわらず、内視鏡などの検査を行っても異常が認められない病態をいいます。症状が長期に渡るためQOL*（生活の質）の低下が問題になっています。

原因と症状について

原因は明確にされていませんが、不規則な生活習慣やストレスなどの心理的要因や胃酸、ピロリ菌感染、胃炎などの炎症も考えられています。

症状としては、おもに上腹部の不快感があります。心窩部痛、胃もたれ、吐き気、腹部膨満感、胸やけなどがあります。食後に出現しやすい症状を「食後愁訴症候群（PDS*）」といい、食後だけでなく空腹時に出る症状を「心窩部痛症候群（EPS*）」といいます。

検査・診断について

胃がん、胃・十二指腸潰瘍などの疾患がないか、内視鏡検査、ピロリ菌検査、血液検査などを行います。検査で疾患が発見されず慢性的な腹部症状がある場合、機能性ディスペプシアを疑います。

● 機能性ディスペプシアの診断基準

以下の症状のいずれかが、診断の少なくとも6か月以上前に始まり、かつ直近の3か月間に上記症状があるとされています。

---

* QOL　Quality of Lifeの略。
* PDS　Postprandial Distress Syndromeの略。
* EPS　Epigastric Pain Syndromeの略。

```
内視鏡検査で病変が確認できない
  → 1. つらいと感じる食後膨満感
     2. 早期膨満感
     3. 心窩部痛
     4. 心窩部灼熱感
     ※半年以上前から、上記のどれか1つでも症状があり、最近3か月間にも症状が続いている場合
  → 機能性ディスペプシアと診断※
     → ●以下のうち1つかまたは両方当てはまる場合※
        1. 少なくとも週に数回、通常量の食後に不快な食後膨満感が起こる
        2. 少なくとも週に数回、通常量の食事を終えられないほどの早期膨満感が起こる
        ※上腹部膨満感や食後の嘔吐、あるいは過剰なゲップも含む
        → 食後愁訴症候群（PDS）と診断
     → ●以下のすべてに当てはまる場合※
        1. 少なくとも週に1回、心窩部痛や灼熱感がある
        2. それは間欠的な痛みである
        3. 胸部や心窩部以外では痛まない
        4. 排便や排屁により軽快しない
        5. 機能性胆のう、オッディ括約筋障害に該当しない
        ※半年以上前から、最近3か月間にも症状が続いている場合
        → 心窩部痛症候群（EPS）と診断
```

治療について

器質的な異常がないことを理解したうえで症状が持続する場合、薬物療法として第一選択薬に胃酸分泌抑制薬、消化管運動機能改善薬が選択され、次に抗不安薬、抗うつ剤の投与が検討されます。要因として心理的なことが関係している場合があるため、心療内科・神経内科への紹介を視野に入れておく必要があります。

生活上の注意

食生活では暴飲暴食、高カロリー脂肪食を避けることで症状が改善されることがあります。また、規則正しい生活を送ることで症状が軽くなることがあるため、生活習慣から見直してみることが大切です。

胃がん

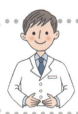
胃がんは日本人に多いがんです。過去にはがんによる死亡数は第1位になっていましたが、早期に発見し、治療を開始することで治癒が見込めるがんとなりました。検診や医療機関での早期の発見が死亡数を年々減少させています。

胃がんについて

胃がんとは胃粘膜から発生する悪性腫瘍です。胃がんの90％は腺がん（腺を構成している細胞から発生するがん）です。胃固有粘膜から発生する未分化型がんと腸上皮化生粘膜から発生する分化型がんの2つに分けられ、分化が低いと悪性度が高いといわれています。胃がんの原因についてはヘリコバクター・ピロリ菌による慢性萎縮性胃炎によるものや、喫煙、ストレス、塩分の過剰摂取などが胃がんの発生に関与しているといわれています。

症状について

早期胃がんの場合は無症状がほとんどですが、胃部の不快感、もたれ感、胸やけなどが見られます。多くの場合、胃がんに合併して起こる胃炎や潰瘍の症状によるものです。

胃がんが進行してくると、食欲不振、疲労感、黒色便、嘔吐、体重減少、胃痛などが出現します。黒色便は胃がんの部分からの出血によるものです。また、嘔吐した中に血液が混じっていることがあります。転移が進むと黄疸や腹水を生じることがあります。

好発部位

胃がんのできやすい好発部位は、上部約20％、中部約40％、下部約40％　小彎約40％、大彎約10％となっています。

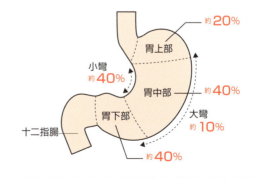

胃がんの検査

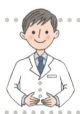
検査では、X線造影検査、内視鏡検査、超音波内視鏡検査、CT、MRI、腫瘍マーカー、生検などを行います。この検査の組み合わせから病変の存在、大きさ、形態、深達度、肉眼型、組織型、転移などについて診断を行います。

胃がんの検査と診断の流れ

● **胃内視鏡検査**

胃の内部をモニターで観察し、胃がんの有無を確認します。内視鏡を通じて鉗子(かんし)を入れ胃の組織を採取し、病理学的検査を行い、確定診断をします。また、がんの範囲やがん細胞の悪性度も診断します。

● **上部消化管X線検査（バリウム検査）**

病変の存在、大きさ、形態、深達度などを確認します。早期がんでは、扁平な隆起や粘膜ヒダの集中、断裂がみられます。進行がんでは狭窄、粘膜ヒダの断裂、ニッシェ*、胃壁の硬化像などが見られます。

▼診断の流れ

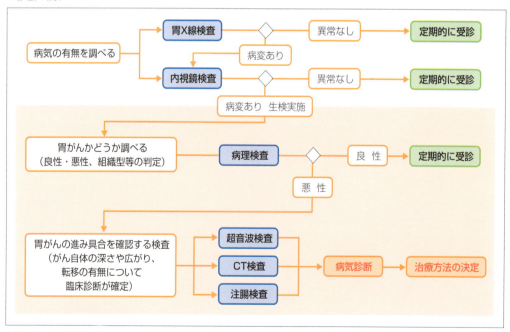

出典：2015国立研究開発法人国立がん研究センターがん対策情報センター
https://ganjoho.jp/public/cancer/stomach/diagnosis.html

＊**ニッシェ** 陥凹性病変によりできた窪みに溜まったバリウム像。

肉眼的分類

名前のとおり見て分ける分類法です。表在型と進行型に大別されます。がんの進行度を判断する材料の一つとされています。

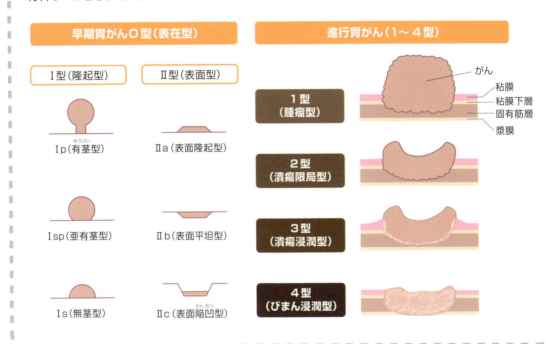

胃がんの転移について

胃がんの転移には、血行性転移、リンパ行性転移、腹膜転移、直接浸潤があります。

血行性転移	がん細胞が血管に侵入し、血液の流れによって全身に運ばれます。門脈を介する肝臓が最も多いといわれています。
リンパ行性転移	がん細胞がリンパ管を通ってリンパ節に転移します。胃がんの転移では最も多いものです。
腹膜転移	がん細胞が腹腔内に浸潤し、腹膜に転移（腹膜播種）して、がん性腹膜転移を起こす。

そのほかの転移として腹膜播種によるダグラス窩への転移を「シュニッツラー転移」といい、卵巣への転移を「クルッケンベルグ腫瘍」と言います。
胃がんの中で最も多いリンパ行性転移ですが、左鎖骨上窩リンパ節に転移したものは、「ウィルヒョウ転移」と言います。

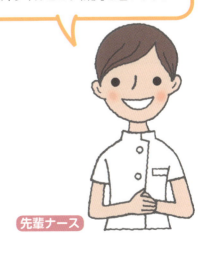

先輩ナース

胃がんの深達度について

　がん細胞が胃壁のどの層まで深く浸潤しているのかを深達度といいます。深達度はT1～T4bまでの5つに分類されています。数字が大きくなるほど進行していることを示します。

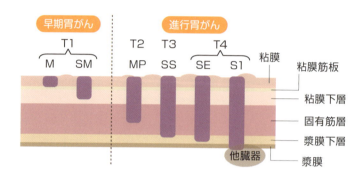

T1a（M）	胃の粘膜に限局している	T3（SS）	胃の漿膜下層まで達している
T1b（SM）	胃の粘膜下層に達している	T4a（SE）	胃の漿膜を超えて胃の表面に出ている
T2（MP）	胃の筋層に達している。あるいは浸潤している	T4b（SI）	胃の表面に出た上に、ほか臓器へ浸潤している

胃がんの進行度（ステージ分類）

　壁深達度やリンパ節転移、肝転移の有無などからそれぞれに分類されます。

遠隔転移	なし（M0）					あり（M1）
リンパ節転移の個数　　深達度	なし（N0）	1～2個（N1）	3～6個（N2）	7～15個（N3a）	16個以上（N3b）	有無に関わらず
T1a、T1b	ⅠA	ⅠB	ⅡA	ⅡB	ⅢB	Ⅳ
T2	ⅠB	ⅡA	ⅡB	ⅢA	ⅢB	Ⅳ
T3	ⅡA	ⅡB	ⅢA	ⅢB	ⅢC	Ⅳ
T4a	ⅡB	ⅢA	ⅢA	ⅢB	ⅢC	Ⅳ
T4b	ⅢA	ⅢB	ⅢB	ⅢC	ⅢC	Ⅳ

日本癌学会編『胃癌取扱い規約第15版（2017年10月）』（金原出版）より作成

ステージⅠA：内視鏡的粘膜切除術	ステージⅡB～ⅢC：（術前化学療法）＋手術
ステージⅠA～ⅡB：手術（＋術後化学療法）	ステージⅣ：化学療法（＋手術）

胃がんの治療

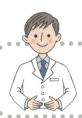

治療の方針は胃がんの進行度と全身状態によって変わります。QOL（生活の質）を考慮しながら治療法を選択します。

胃がん治療の流れ

胃がんの治療法には内視鏡、外科療法、薬物療法などがあります。患者さんの病状や要望など様々なことを含めて医師と検討していきます。

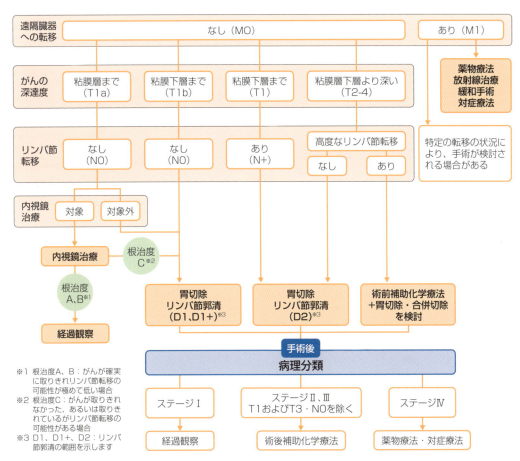

※1 根治度A、B：がんが確実に取りきれリンパ節転移の可能性が極めて低い場合
※2 根治度C：がんが取りきれなかった、あるいは取りきれているがリンパ節転移の可能性がある場合
※3 D1、D1+、D2：リンパ節郭清の範囲を示します

日本胃癌学会編『胃癌治療ガイドライン医師用 2018年1月改訂（第5版）』金原出版より作成

● **内視鏡的治療**
　早期胃がんで深達度が粘膜にとどまっていること、リンパ節に転移していない場合に適応となります。内視鏡的粘膜切除術（EMR*）や内視鏡的粘膜下層剥離術（ESD*）などが行われます。

● **外科手術**
　外科手術は大きく「腹腔鏡下手術」と「開腹手術」の2つに分かれます。

● **腹腔鏡下手術**
　腹部に穴を数カ所開けてカメラや器具を用いて行う方法です。内視鏡的治療が難しく粘膜内にあるがんに対して行われることがあります。

● **開腹手術**
　開腹手術の術式には、幽門側胃切除術、噴門側胃切除術、胃全摘術、姑息手術などがあります

　遠隔転移がなく内視鏡治療での切除が難しい場合、外科療法が推奨されています。手術では、がんと胃の一部もしくは全てを取り除きます。また、胃周囲のリンパ節を取り除くリンパ節郭清、食物の通り道をつくり直す再建法があります。その方法はビルロートⅠ法、ビルロートⅡ法、ルーワイ法などがあります。

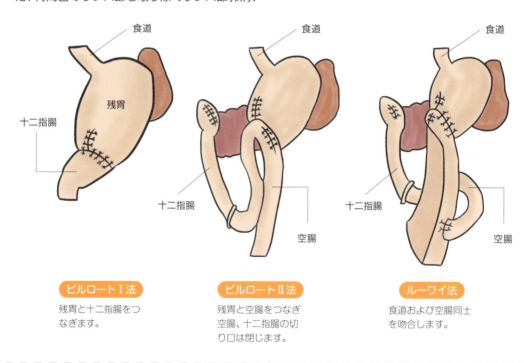

ビルロートⅠ法
残胃と十二指腸をつなぎます。

ビルロートⅡ法
残胃と空腸をつなぎ空腸、十二指腸の切り口は閉じます。

ルーワイ法
食道および空腸同士を吻合します。

* **EMR**　Endoscopic Mucosal Resectionの略。
* **ESD**　Endoscopic Submucosal Dissectionの略。

胃切除後症候群

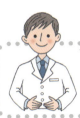

胃の切除術を行ったあとは胃の機能が低下するため、様々な症状が現れます。術直後から起こるものと、数か月先になって起こるものがあります。

胃切除後症候群の種類

胃切除後症候群は胃をどのくらい切除したのか、どの範囲を切除したのかで症状に違いがあります。

● **早期合併症**
術後出血、縫合不全、イレウス、通過障害などがあるため、早期発見、予防に注意する必要があります。

● **晩期合併症**

❶ ダンピング症候群

● 早期ダンピング症候群
食事中あるいは食後20～30分前後で起こり、動悸、めまい、しびれ、発汗、倦怠感、腹部膨満感、腹痛、嘔気、嘔吐、下痢などの症状があります。

● 晩期ダンピング症候群
食後2～3時間後に起こる後発性低血糖症候群が原因です。胃の貯留機能が低下しているため、摂取した食物が小腸へ流れ込んでしまうことで起こります。

❷ 胃切除後貧血
胃切除後は鉄の吸収障害によって、鉄欠乏性貧血が起こりやすくなります。胃全摘後では、ビタミンB12の吸収が減少します。赤血球が不足することで巨赤芽球性貧血が起るため、鉄剤とビタミンB12の投与を行います。

食事療法がきちんとできていればダンピング症候群は起こしにくいので、患者さんには食生活について理解してもらうことが大切です。

先輩ナース

● 早期ダンピング症候群と晩期ダンピング症候群の比較

ダンピング症候群には、浸透圧による早期ダンピング症候群と血糖による晩期ダンピング症候群があります。

	早期ダンピング症候群	晩期ダンピング症候群
発生	食後30分以内	食後2～3時間
原因	胃の貯留機能が低下し、食物がそのまま小腸へ流れ込むことで起こる。	食物が急速に腸へ流れ込むと、腸では糖質の吸収が一気に進むため一過性の高血糖になる。その後、血糖を下げるためにインスリンが過剰に分泌されるため低血糖になる。
症状	発汗、頻脈、動悸、めまい、脱力感、腹痛、顔面紅潮	めまい、冷汗、動悸、脱力感、空腹感、手指の振戦

食事療法のポイント

治療はおもに食事療法と薬物療法です。胃の機能が低下しているため食事の質・量・回数を考慮し、胃に負担をかけないような食生活を送ります。

通常の食事に加え、栄養機能食品や栄養補助食品をうまく取り入れることも必要です。

❶1回の食事量を減らして、1日の食事回数を5～6回にする。
❷少しずつよく噛んで食べる。
❸時間をかけて食べる。
❹冷たいものを急に食べない。
❺食べ過ぎないように注意する。
❻術後3か月くらいまでは消化のよい食事内容にする。
❼油を控えめにする。
❽よく加熱してやわらかめに調理する。

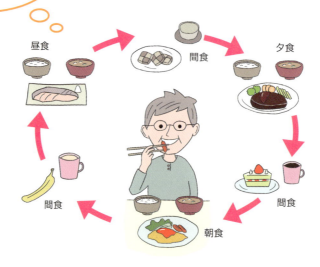

胃の負担を考え消化の良いものを少量ずつ摂取しましょう。

小腸・大腸のおもな疾患

食物の最終消化や吸収、便の形成など様々な働きを行う「腸」は、
おもにどのような病態や症状、治療があるのか学びます。

感染性腸炎

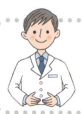

感染性腸炎は細菌やウイルス、寄生虫、真菌などの、病原微生物の感染から腸管に起こる炎症をいいます。細菌感染は夏場に多く、ウイルス感染は冬場に多いとされています。

原因となる病原体

感染性腸炎の原因には細菌、真菌、ウイルス、寄生虫、原虫などがあげられます。

細菌	感染型：サルモネラ菌、腸炎ビブリオ菌、カンピロバクター菌、赤痢菌、チフス菌
	感染型（生体内毒素型）：腸管出血性大腸菌、コレラ菌、ウェルシュ菌、セレウス菌（下痢型）
	毒素型：黄色ブドウ球菌、ボツリヌス菌、セレウス菌（嘔吐型）
ウイルス	ノロウイルス、ロタウイルス、サイトメガロウイルス、肝炎ウイルス（A型、E型）
寄生虫・原虫	アニサキス、アメーバ赤痢、ランブル鞭毛虫
真菌	カビ毒（アフラトキシン）

症状について

原因になる病原体、感染様式、宿主の状態により異なりますが、おもに発熱、下痢、嘔吐、腹痛などの消化器症状があります。病原体によっては中枢神経症状や皮膚症状が出現することがあります。重症例では、溶血性尿毒症症候群を伴うことがあります。

検査と治療について

診断には食事、病歴、渡航歴など詳しい問診が重要になります。治療はウイルス性の場合、対症療法を中心に行います。流行期には手洗い、感染者との接触を避けるなど、いずれの病原体においても二次感染の防止策を考慮します。

● 便培養検査

細菌性による腸炎の場合は有用とされています。

補液などの対症療法になります。必要に応じて抗菌薬などの薬物療法を行います。

クローン病

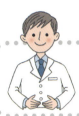
クローン病は若年者に好発する原因不明の慢性炎症性腸疾患です。炎症は口腔から肛門まで消化管のどの部分でも生じます。

原因について

原因は不明ですが、免疫の異常や腸内細菌の影響、遺伝などの様々な要因が関係しているといわれています。

現在明らかになっていることは、クローン病になりやすい遺伝的な体質を持った人、食事や環境によって腸内の細菌、腸粘膜の免疫を調整する部分に障害が起こり、腸に炎症が現れるといわれています。

症状について

病状は様々で病変部位によっても異なりますが、特徴的な症状は、発熱、腹痛、下痢、体重減少です。ほかに痔瘻や肛門周囲膿瘍、関節炎など消化器以外の症状があります。

炎症を起こすことで潰瘍をつくり、腸が硬くなることで出血を起こすことがあります。ほかにも狭窄や瘻孔なども現れることがあります。

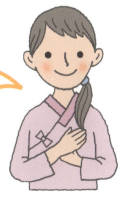
定期的に内視鏡などの検査を受けることが大切なんですね。

患者

検査や診断について

症状や一般的な検査所見からクローン病が考えられる場合は、以下の検査を行います。

- **大腸内視鏡検査**
  多くは縦走潰瘍、敷石像、アフタ、不整形潰瘍などがみられるため内視鏡でみていきます。

- **X線造影検査**
  造影剤を使用して、病変の位置やひろがりを観察します。

- **腹部CT/MRI/超音波検査**
  腸管の炎症、潰瘍、腸閉塞の有無などをみます。

- **血液検査**
  CRP上昇、赤沈上昇、貧血などをみます。

治療について

根治療法はなく、寛解しても再発、再燃を繰り返すため、長期間の治療が必要となります。大きく分けて内科的治療と外科的治療があります。

- **内科的治療**
  第一選択の治療は栄養療法です。栄養を改善し、症状の悪化を防ぎます。また必要に応じて薬物療法を行います。

- **外科的治療**
  内科的治療で改善しない場合は、必要に応じて手術を選択します。また、イレウス、穿孔、出血などは手術の適応となります。

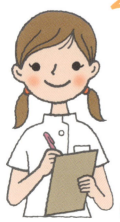

新人ナース

> 下痢が出ている場合、止痢薬（下痢止め）の使用は体内の毒素の排出を遅らせてしまうことになるため、原則的に使用しません。

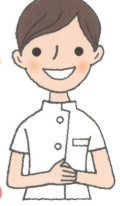

先輩ナース

> クローン病は活動期と寛解期を繰り返しながら長期間持続する疾患です。そのため、日常生活が制限されるので、仕事や学業に支障が出ることがあります。早期に寛解を目指し、維持する治療が重要となります。

潰瘍性大腸炎

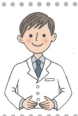
大腸の非特異的炎症で、おもに大腸粘膜を侵し、びらんや潰瘍を形成します。多くは寛解と再燃を繰り返します。若年者から高齢者まで幅広い年齢層に見られますが、20代が発病のピークといわれています。特定疾患治療研究対象疾患（難病）の一つに指定されています。

原因について

原因は不明ですが、免疫反応の異常やストレスや食事などの環境的要因、遺伝的要因が複雑に絡み合って発症している、多因子疾患と考えられています。

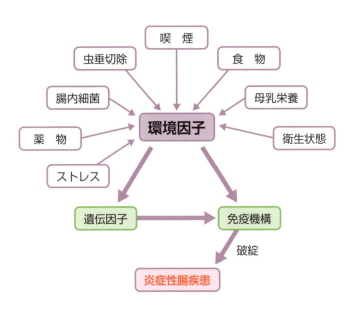

症状について

おもに血便、粘血便、下痢が見られます。そのほかの症状としては、しぶり腹*、腹痛、発熱、食欲不振、体重減少、貧血などがあります。

潰瘍性大腸炎診断基準

a)のほか、b)のうち1項目およびc)を満たし、下記の疾患が除外できれば確定診断となります。

▼潰瘍性大腸炎診断基準

a)	臨床症状：持続性または反復性の粘血・血便、あるいはその既往がある。
b)	①内視鏡検査 ⅰ) 粘膜はびまん性におかされ、血管透見像は消失し、粗ぞうまたは細顆粒状を呈する。さらに、もろくて易出血性（接触出血）を伴い、粘膿膿性の分泌物が付着しているか、ⅱ) 多発性のびらん、潰瘍あるいは偽ポリポーシスを認める。ⅲ) 原則として病変は直腸から連続して認める。 ②注腸X線検査 ⅰ) 粗ぞうまたは細顆粒状の粘膜表面のびまん性変化、ⅱ) 多発性のびらん、潰瘍、ⅲ) 偽ポリポーシスを認める。その他、ハウストラの消失（鉛管像）や腸管の狭小・短縮が認められる。
c)	生検組織学的検査：活動期では粘膜全層にびまん性炎症性細胞浸潤、陰窩膿瘍、高度な杯細胞減少が認められる。いずれも非特異的所見であるので、総合的に判断する。寛解期では腺の配列異常（蛇行・分岐）、萎縮が残存する。上記変化は通常直腸から連続性に口側にみられる。

- 確診例：
  [1] a)のほかb)の①または②、およびc)を満たすもの。
  [2] b)の①または②、およびc)を複数回にわたって満たすもの。
  [3] 切除手術または剖検により、肉眼的および組織学的に本症に特徴的な所見を認めるもの。

合併症について

大出血、腸管穿孔、中毒性巨大結腸など、また腸管以外の合併症として壊疽性膿皮症、ぶどう膜炎、虹彩炎、胆道系障害、結節性紅斑などがあります。

適切な治療を続けることで多くの人は寛解を維持することができます。人によっては再燃し、活動期と寛解期を繰り返してしまう場合もあります。

先輩ナース

＊しぶり腹　便意があるが便が出ない、あるいは少ない症状のこと。

病変の部位について

潰瘍性大腸炎は、直腸からはじまり口腔へ広がっていきます。広がり方には個人差がありますが、大きく3つに分けられます。

❶直腸炎型：炎症が直腸に限局している。
❷左側大腸炎型：炎症が脾彎曲部を超えていない。
❸全大腸炎型：炎症が大腸全体に広がっている。

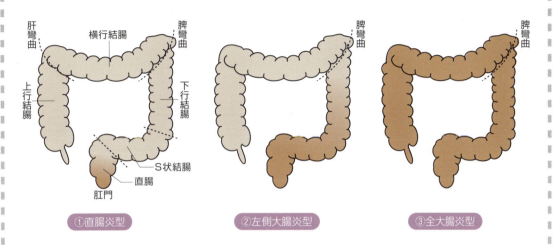

①直腸炎型　　②左側大腸炎型　　③全大腸炎型

検査について

おもな検査は以下になります。

- **大腸内視鏡検査**
  活動期には粘膜の腫れ、潰瘍、出血、浮腫などが見られます。

- **X線造影検査**
  消化管穿孔の有無、ハウストラの消失（大腸のひだ）、偽ポリポーシスなどです。

- **病理組織検査**
  陰窩膿瘍、高度な胚細胞の減少などです。

- **血液検査**
  WBC、CRPなどの炎症反応、重症になると低たんぱく血症、低アルブミン血症がみられます。

治療について

おもな治療法は内科的治療になります。合併症がある場合、外科的治療を選択します。

現在、完治が望める内科的治療はありませんが、腸の炎症を抑え、症状をコントロールすることが目的となっています。一方、内科的治療で改善されず、症状が重たい場合には外科的治療となります。

腸閉塞（イレウス）

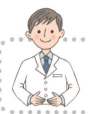

なんらかの原因や誘因によって、腸管内容物の通過が障害されてしまう状態です。

原因について

腸閉塞は原因によって機械的と機能的の2つに大別されます。原因の多くは術後の腸管癒着による機械的腸閉塞です。

- **機械的腸閉塞**
  機械的腸閉塞には、閉塞性と絞扼性があります。

- **閉塞性（単純性）腸閉塞**
  閉塞性腸閉塞は腸管の血行障害を伴わないとされています。手術後の腸管癒着がほとんどです。ほかにも腫瘍や腸管内異物、硬便などが原因とされています。

▼閉塞性腸閉塞

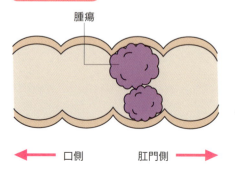

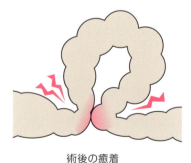

術後の癒着

● 絞扼性（複雑性）腸閉塞
　絞扼性腸閉塞は腸管の血行障害を伴います。腸管壊死や裂孔の危険があるため緊急手術の適応となります。

● 絞扼性腸閉塞
　圧迫やねじれによって締めつけられると血行障害を伴い、その部位の腸管壊死を引き起こします。

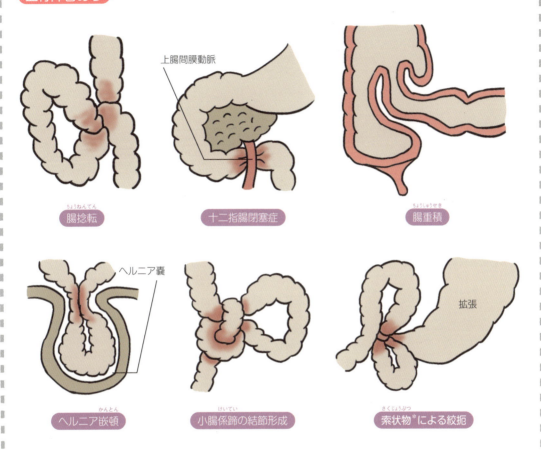

血行障害あり

腸捻転　　十二指腸閉塞症（上腸間膜動脈）　　腸重積

ヘルニア嵌頓（ヘルニア嚢）　　小腸係蹄の結節形成　　索状物*による絞扼（拡張）

● 機能的腸閉塞
　機械的腸閉塞には、麻痺性と痙攣性があります。

● 麻痺性腸閉塞（イレウス）
　多くの場合、腹膜内の炎症により腸管の蠕動運動が低下することで起こります。消化物の移動がスムーズに行えなくなり消化物がたまってしまうため、腹部膨満感、腹痛、嘔吐などの症状が起こります。

● けいれん性腸閉塞
　腸管の一部がけいれんを起こした状態です。腸管に明確な疾患はなく、腹部の打撲や結石の発作によって起こります。

---

*索状物　太く長い状態のもの。

腸閉塞の分類

腸閉塞は以下のように分類できます。

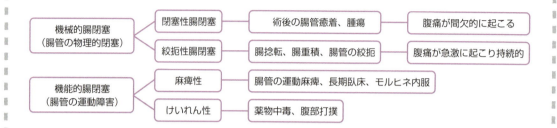

症状について

症状は原因によって異なりますが、おもに腹痛、嘔吐、腹部膨満、排ガス・排便の停止、発熱などがあります。

また腹痛は、間欠的に起こるものと急激で持続するものとがあり、軽いものから激痛まで様々です。なかでも、絞扼性腸閉塞は激痛があります。ショック症状を引き起こすこともあり、その場合、重篤の可能性があります。

検査について

腸閉塞の検査は、以下のようになります。これらの検査から診断を行い治療法を選択します。

● 問診／視診／触診

手術歴の有無や腫瘍、便秘などの既往歴、内服について問診します。身体所見として腸蠕動や腹部膨隆、腹膜刺激症状などを観察します。

● X線検査

腸管の拡張やニボー像（鏡面像）を認めます。

● 腹部超音波検査

閉塞性腸閉塞と絞扼性腸閉塞の鑑別を行うために有効な検査です。腸管内の貯留物の状態や腹水の有無、腸蠕動について確認します。

● 腹部CT検査

腫瘍や炎症、ヘルニアなど、拡張した腸管の原因について確認することができます。

● 血液検査

WBC＊（白血球数）、CRP＊（C反応性タンパク）の上昇など炎症所見をみます。

治療

腸閉塞の治療には保存療法と手術があります。

● 保存療法

軽症な場合には、禁飲食にして輸液療法で水分を補います。必要に応じてイレウス管を鼻から挿入し、胃の内容物を吸引する腸管内減圧療法や薬物療法などを行います。

● 手術

保存療法を行っても改善しない場合は手術を選択します。絞扼性腸閉塞の場合は手術対象です。術式は原因、病態によって様々ですが、癒着剥離、腸切除、バイパス手術、人工肛門造設術などが行われます。

イレウス管挿入

イレウス管チューブの挿入はX線透視下で行われます。経鼻より挿入し、先端はトライツ靱帯を超えて空腸の先に留置します。間欠的な低圧持続吸引により腸管内にある内容物を吸引します。先端にあるバルーンを膨らませると、腸蠕動運動で進みます。

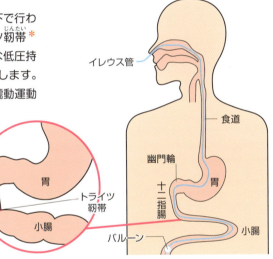

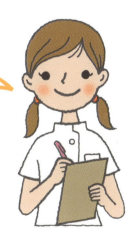

イレウス管挿入中の管理として、イレウス管の挿入の長さ、挿入部の固定による潰瘍の有無、イレウス管挿入後も適宜、X線写真などで確認を行います。また、排液量や性状など、in-outバランスに注意します。

新人ナース

＊ WBC　　　White Blood Cellの略。
＊ CRP　　　C-Reactive Proteinの略。
＊ トライツ靱帯　　十二指腸提筋のこと。

6 小腸・大腸のおもな疾患

過敏性腸症候群（IBS*）

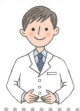

検査に異常が認められないにもかかわらず、下痢や便秘を繰り返すなどの消化器症状が出現した病態をいいます。10〜30代の若年者に多いため、学校や会社などに行けなくなったり、外出を控えたりするなど、QOL（生活の質）を低下させてしまうことが問題となっています。

原因と症状について

はっきりした原因は不明ですが、心理的な要因が大きく、ストレスが症状の悪化に影響しているといわれています。

数か月以上続く腹痛や腹部の不快感、繰り返す下痢や便秘などが認められています。また消化器症状以外にも不眠や意欲の低下、抑うつ状態などが多くみられます。

おなかの症状
- 腹痛
- 下痢・便秘
- 膨満感（おなかが張る感じ）
- 残便感
- 腹部不快感
- おなかにガスが溜まる
- おなかがゴロゴロ鳴る

腹痛／残便感／不安感／吐き気

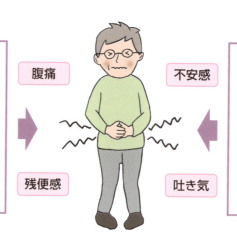

その他の症状

精神
- 腹痛
- 不安感・抑うつ

全身性
- 頭痛・頭重感
- 疲れやすい、めまい
- 背部痛・肩こり

消化器
- 吐き気・嘔吐
- 食欲不振 など

※発症には個人差があります。

*IBS　Irritable Bowel Syndromeの略。

検査と診断について

検査には、X線検査やX線造影検査、大腸内視鏡検査、血液検査、便潜血検査などを行い、器質的な疾患を除外し、異常がみられない場合に過敏性腸症候群と診断されます。

治療について

食事療法や運動療法を中心にしたライフスタイルの改善を行います。

●食事療法

下痢が続いている場合は、冷たい飲み物や香辛料などの刺激物、脂っこいものは避けます。アルコールや乳製品なども、下痢の要因になる場合があるため控えます。

●運動療法

適度な運動は腸の働きを整える効果が期待できます。ストレスの発散と気分転換のためにも、日頃から軽い運動を取り入れます。

●薬物療法

食事療法や薬物療法で症状の改善がみられない場合、薬物療法が用いられます。

薬物療法で症状の改善がみられない場合は、心療内科や精神科受診なども考慮します。

新人ナース

大腸ポリープ

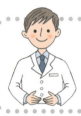
大腸ポリープとは大腸の粘膜表面から突出した一部が隆起してできたものをいいます。ほとんどがS状結腸と直腸に分布し、腫瘍性のポリープ、特に腺腫はガン化する可能性があります。

✚ 病態について

組織型より腫瘍性と非腫瘍性に分けられ、放置していいポリープか、治療が必要なポリープかを識別します。

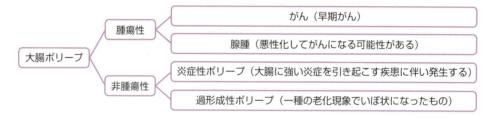

● **内視鏡で見る大腸ポリープ**

大腸ポリープの腺腫は大きくなると悪性化し、がんになる可能性があります。

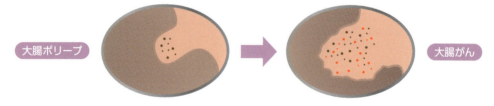

✚ 原因と症状について

はっきりした原因は不明ですが、遺伝的素因や食生活などが挙げられます。

ほとんどの場合、自覚症状がありません。そのため検診で偶然発見されることがよくあります。ポリープが大きくなると下血や血便、腸閉塞などを生じます。

検査と治療について

ポリープの病変を観察する大腸内視鏡検査や、病変の大きさを確認するためのX線造影検査、便潜血検査を行います。

治療には、内視鏡的切除術と外科的治療があります。多くの場合、ポリープは内視鏡的切除で治療を行います。外科的治療は内視鏡的治療が困難な場合に適応となります。

種類	ホットバイオプシー	ポリペクトミー	EMR
方法	適応は5mm以下の良性ポリープ。ポリープを鉗子でつかんだあと、高周波電流で焼き切る。	ポリープの首部分をスネアで締め上げ、高周波電流で焼き切る。	適応は平坦な病変。生理食塩水を病変の下に注入し、スネアをかけて高周波電流で焼き切る。

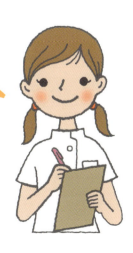

径5mm以上の腺腫はがん化やがんの恐れがあるため切除します。また、大腸ポリープは再発する可能性があるため、その後も定期的な検査が必要です。

新人ナース

大腸がん

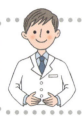
大腸がんとは大腸粘膜に発生する悪性腫瘍です。40～70歳代に多く見られ、毎年10万人以上の人が大腸がんと診断されていますが、早期発見、早期治療により、多くの場合、治癒する可能性が高いと言われています。

原因について

遺伝的な因子はありますが、食生活との関係が大きいといわれています。その理由には動物性脂肪の摂りすぎや食物繊維不足が指摘されています。ほかにも加齢、運動不足、肥満、飲酒などもリスクの要因として挙げられています。

大腸がんの発生には2通りの経路があると考えられています。良性ポリープが進展する場合と、正常な粘膜が発がん刺激を受けた部分から発生する場合です。

大腸がんの発生部位とは

大腸がんは直腸がんと結腸がんの総称です。がんが発生した部位よって分類や症状は異なります。

● **大腸がんの区分**
大腸がんは発生した部位により、大きく結腸がんと直腸がんの2つに分けられます。

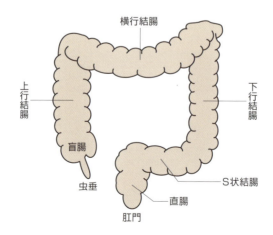

> 大腸は、盲腸、上行結腸、横行結腸、下行結腸、S状結腸、直腸からなる全長約2mの消化管です。がんはどの部位にも発生しますが、特にS状結腸と直腸にできやすいといわれています。がんの約7割は結腸がん、残りの3割は直腸がんとされています。

新人ナース

症状について

早期がんでは多くの場合、無症状です。検診での便潜血検査で発見されることがあります。がんの発生部位によって症状が異なりますが、一般的には残便感、下痢と便秘の繰り返し、血便、腹痛、腹部腫瘤などがおもな症状になります。このような症状はがんの発生部位により差があります。

●部位別による症状

大腸の右側と左側で症状が異なります。S状結腸や直腸は、内腔が狭いため狭窄症状を起こしやすいとされています。

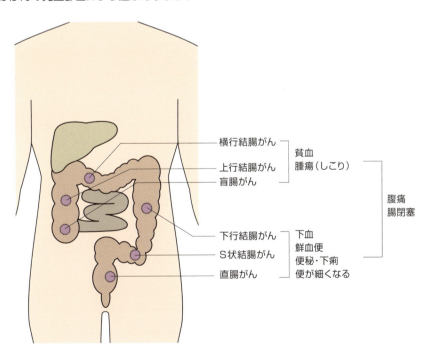

検査について

大腸がんの検査には、がんのある部位や広がり方、治療方針を決定するために必要な検査があります。

検診法として便潜血反応があります。便の中に血液が混じっていないかを検出する方法です。

診断法としては、肛門から指を入れて直腸の腫瘍を検索していく「直腸指診」、X線に映るバリウムなどを空気と一緒に流し込み、大腸の壁に付着させて大腸の形や変化を確認していく「注腸造影検査」「内視鏡検査」などがあります。CT検査、MRI検査、腹部超音波（エコー）検査などで治療方針を決定します。

肉眼的分類

形態により0型～5型に分類されます。

表在型（0型）は、粘膜もしくは粘膜下層までにとどまる癌です。Ⅰ型（隆起型）、Ⅱ型（表面型）に分けらます。

腫瘤型（1型）は、腫瘍が塊のような形で腸の内側に出ています。

潰瘍限局型（2型）は腫瘍の真ん中部分がへこんでおり、周囲の部分の境界がはっきりしているものを言います。

潰瘍浸潤型（3型）は形が崩れて境界がはっきりしない部分があるものです。

びまん浸潤型（4型）は周囲に不規則に広がっているものをさします。

引用：大腸癌研究編『大腸癌治療ガイドライン2014年』（金原出版）

大腸がんの進行度（ステージ分類）

癌の広がりはステージで表します。ステージ0は進行度が低く、ステージⅣが進行度の高い状態になります。

0期	がんが粘膜内にとどまる
Ⅰ期	がんが固有筋層にとどまる
Ⅱ期	がんが固有筋層の外まで浸潤している
Ⅲ期	リンパ節転移がある
Ⅳ期	血行性転移（肝転移、肺転移）または腹膜播腫がある

引用：大腸癌研究編『大腸癌治療ガイドライン2014年』（金原出版）

がんの深達度

がんがどの深さまで広がっているか示しているのが深達度です。深達度はTis～T4bに分類され、数字が大きくなるほど、がんが深く広がっています。

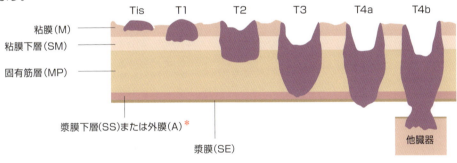

Tis	がんが粘膜（M）内にとどまる
T1	がんが粘膜下層（SM）にとどまる
T2	がんが固有筋層（MP）にとどまる
T3	がんが固有筋層を越えているが漿膜下層（SS：漿膜がある部位）または外膜（A：漿膜がない部位）までにとどまる
T4a	がんが漿膜（SE）を越えた深さに達する
T4b	がんが大腸周囲の他臓器にまで達する

引用：大腸癌研究編『大腸癌治療ガイドライン2014年』（金原出版）

＊**漿膜下層または外膜**　漿膜が存在する部位は、漿膜下層と呼ぶ。上行結腸、下行結腸の後ろ側や下部直腸では漿膜がないため、外膜（adventitia）と呼ぶ。

大腸がんの転移

　大腸がんは、粘膜に発生したあと、大腸でがんが増殖し、進行するとほかの組織や臓器に浸潤、転移していきます。転移様式には血行性、リンパ行性、播種性があります。大腸がんでは肝臓や肺、リンパ節への転移が多くみられ、骨や脳など、全身に転移することもあります。

●浸潤（しんじゅん）

　大腸がんは腸の内側の粘膜に発生し、その壁を破壊しながら大きくなります。進行すると壁を突き破り他の臓器に広がります。このような広がり方を「浸潤」といいます。

●リンパ行性転移

　大腸のリンパ管は動脈に沿い、そのリンパ流は中枢に向かっています。途中にはリンパ節があり枝分かれしています。がん細胞がリンパ管に侵入するとリンパ節に流れ着き、そこで増殖します。リンパ節転移には一定の規則性があり、リンパ液の流れに沿って近くから遠くのリンパ節に広がります。

●血行性転移

　血行性転移の場合、大腸からの血流は肝臓に集まるため肝臓への転移頻度が多く、次に頻度が高いのが肺になります。がん細胞は腸の細い静脈に侵入し、大腸から遠い臓器に流れて増殖します。進行すると骨や脳など全身の臓器に転移を起こします。

●腹膜播種（ふくまくはしゅ）

　腹膜播種は文字どおり、種がまかれるようにがんが転移するものです。大きくなったがんは腸の壁を突き破り、腸管を覆っている腹膜まで増大します。腹腔内に散らばったがん細胞はさらにそこから芽を出して大きくなり、進行するとがん性腹膜炎の危険があります。がん性腹膜炎では腹膜播種が腹部全体に広がることで、発熱や嘔吐、腹水などの症状が現れます。

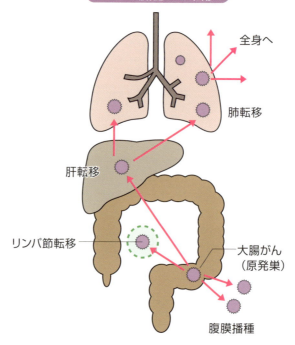

ほかの臓器への転移

治療について

大腸がんの治療には内視鏡的切除術、外科的治療、化学療法、放射線療法があります。

●内視鏡治療

リンパ節転移の可能性がない早期のがんが適応となります。また、内視鏡を使って大腸のポリープを切除する治療法です。「ポリペクトミー」はポリープの茎部分に金属製のループをかけて高周波電流を流して焼き切る治療法で、ほかに茎を持たない腫瘍に対して行う「内視鏡的粘膜切除術（EMR）」、一括に切除ができない困難な早期がんに対して行う「内視鏡的粘膜下層剥離術（ESD）」があります。

●外科的治療

おもに開腹手術と腹腔鏡手術があります。リンパ節に転移している可能性があり、腫瘍が大きく内視鏡の切除が難しい場合などに行います。がんが広がっている可能性のある腸管とリンパ節を切除します。

リンパ節の切除は、がんの部位と進行度を考慮して行います。浸潤している場合はその臓器も一緒に切除します。腸管を切除した場合、吻合しつなぎ合わせますが、がんが肛門部近くにあり吻合が難しい場合には、人工肛門が選択される場合があります。

●薬物療法

外科的治療が難しい場合に、症状の緩和や生存期間の延長を目的に治療を行います。根治手術の再発予防としては化学療法が行われます。

●放射線療法

再発の抑制やがんによる痛みの緩和目的に行います。

大腸がん検診は、毎年約10万人以上の方が診断されています。しかし、2016年の受診率では男女とも5割に達していなかったそうです。過去の統計と比べると徐々には受診率が上がっていますが、まだまだ低い状態が続いています。大腸がん検診は早期発見と早期の適切な治療を受けることができれば、ほとんどの場合、治癒する可能性が高いと言われています。

column
ストーマケアの手順

❶装具を交換することを患者さんに声をかけ、仰臥位になってもらい患者さん自身が行う場合は座位になります。
❷カーテンを引き、プライバシーの保護や羞恥心に配慮します。
❸手袋を装着し、装具を上からゆっくり剥がします。剥がしにくい場合は、リムーバーを使用します。

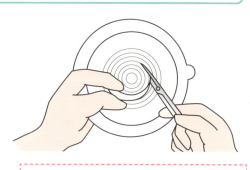

> ストーマに当たってしまうと傷つきます。大きく開けすぎると排泄物が皮膚に付着してしまいます。

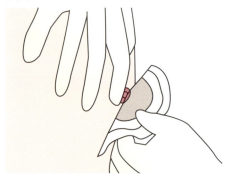

❹ストーマの周囲の皮膚の観察を行います。
❺ストーマ周囲の皮膚の保清を行います
❻微温湯で湿らせたガーゼと石鹸で、やさしく丁寧に洗います。

❾皮膚が十分に乾いたことを確認し、皮膚にしわができないよう装具を装着します。

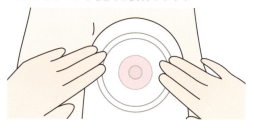

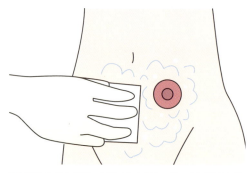

❼石鹸の洗い残しがないようにガーゼで拭き取ります。このとき、ガーゼで直接ストーマをこすらないように注意します。
❽ストーマを乾燥させている間に、必要に応じてストーマをスケールで測定し、ストーマの周囲より3～4mm程度大きめにカットします。

> 合併症を予防するために、しっかり観察し、早期発見、早期対応に努めます。
>
> ストーマの色、大きさや形、浮腫の程度、出血の有無、炎症、掻痒感、疼痛、離開の有無などを観察します。

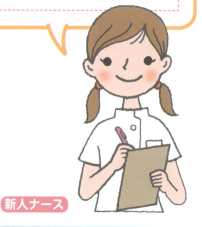

新人ナース

肝臓のおもな疾患

人体の化学工場と呼ばれる肝臓は、
生命維持に欠かせない臓器として様々な役割を担っています。
肝臓の主な病態や症状、治療などについて学びます。

アルコール性肝障害

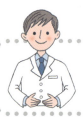
長期間にわたって常習的に過度なアルコールを摂取してきた人に見られる肝障害をいいます。

病態

アルコール性肝障害には、「アルコール性脂肪肝」「アルコール性肝炎」「アルコール性肝硬変」などがあります。アルコールは体内へ入ると、腸管から門脈へ入り肝臓へ運ばれ、肝細胞に吸収されます。アルコールは、アセトアルデヒドという有害物質に分解され、その後は酢酸に分解されて体外へ排出されますが、肝臓はアルコールの分解を優先するため脂質の代謝を後回しにします。そのために残された脂質は肝臓へと蓄積されていくので、アルコール脂肪肝となってしまう恐れがあるのです。

● **アルコール性肝障害の進行**
多量のアルコール摂取を続けていくと肝臓に負担がかかり、徐々に肝機能が低下します。

段階	病状	
初期	アルコール性脂肪肝	
中期	アルコール性肝線維症	
中期	アルコール性肝炎	
後期	アルコール性肝硬変	

診断の基準と治療

アルコール性肝障害の診断の目安は以下のとおりです。

❶ 飲酒が1日60g以上を5年以上続いている。（女性の場合、その2/3の量）
❷ 禁酒によってAST、ALTが改善する。
❸ 禁酒によってγ-GTPもしくは肝腫大の改善が認められる。

治療の基本は禁酒です。アルコール依存症であることが多いため、精神科受診も考慮しておく必要があります。

脂肪肝

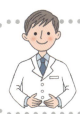

肝臓内に中性脂肪（トリグリセリド）が過剰に蓄積した状態です。アルコールを飲んでいなくても脂肪肝になり、放置しておくことで肝炎に進行することがあるため注意が必要です。

病態

脂肪肝はアルコール性脂肪肝と非アルコール性脂肪肝の2つに分けられます。

脂肪肝は日本人の約30％と推測され、そのうち10％の人が非アルコール性脂肪性肝炎（NASH*）の可能性があるといわれています。

▼脂肪肝の分類

アルコール性脂肪肝	長期間多量飲酒のため、アルコール性肝障害によるもの。アルコールが進むと、アルコール性線維症、アルコール肝炎、アルコール性慢性肝炎、アルコール性肝硬変などを引き起こす危険がある。
非アルコール性脂肪肝疾患（NAFLD*）	・**単純性脂肪肝** 肥満によって肝臓の組織に脂肪沈着が認められる。予後は良好 ・**非アルコール性脂肪性肝炎（NASH）** 脂肪肝から肝炎に進み、肝硬変、肝がんへ移行する危険性がある。原因として、肥満、糖尿病、薬剤などがある。 進行しやすい条件：生活習慣が改善されない、糖尿病、過度な肥満、AST値が高値など。

原因

脂肪肝の原因は肥満、糖尿病、アルコールの3つです。ほかにも薬剤、低栄養、高カロリー輸液などがあります。アルコールを飲まない人でも肥満から脂肪肝となり、肝硬変、肝がんへ進行することがあります。

---

* **NASH**　Nonalcoholic Steato-Hepatitisの略。「ナッシュ」と読む。
* **NAFLD**　Nonalcoholic Fatty Liver Diseaseの略。「ナッフルディー」と読む。

検査と治療

血液検査（AST、ALT）、腹部超音波、腹部CT、肝生検などを行います。NASHの確定診断には、肝生検を行います。脂肪や炎症の程度や線維化の進行などの判断として行います。

アルコール性脂肪肝の場合は、禁酒を行います。肥満が原因の場合、食事療法、運動療法を行います。それぞれ、原因となる生活習慣を取り除くことが大切です。

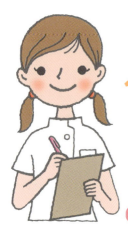

治療ではメタボリックシンドローム＊を抑えることと、肝障害の進行を防ぎます。

column
肝臓でアルコールが解毒されるしくみ

　肝臓はアルコールを分解したり、有害な物質を無害にしたりする働きがあります。アルコールを摂取すると胃で約20％、小腸では約80％が吸収され、門脈を通過して肝臓へ運ばれていきます。肝臓に運ばれたアルコールは、ADH（アルコール脱水素酵素）の働きにより「アセトアルデヒド」という物質に分解されます。

　アセトアルデヒドは、アルコールを摂取したとき、顔が赤くなり、動悸や吐き気などの原因となる物質です。さらにアセトアルデヒドを分解する酵素ALDH2（アルデヒド脱水素酵素２型）により、無害な酢酸に変わります。肝臓で分解しきれないアルコールは肝静脈を通過し、全身を巡ってから再び肝臓に戻り分解されます。アルコールの約10％は代謝されずに、そのまま汗や尿、呼気として排出されます。

＊**メタボリックシンドローム**　内臓脂肪型肥満をきっかけに脂質異常・高血糖・高血圧となる状態。

ウイルス性肝炎

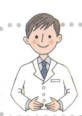

肝炎ウイルスが肝細胞内で増殖し、急性の肝機能障害を引き起こす疾患です。肝炎ウイルスはおもにA〜Eの5種類が確認されており、日本ではA、B、Cの三種類が多いです。

ウイルス性肝炎の分類

主なウイルス性肝炎の症状や特徴について以下にまとめます。

病名	症状やその特徴
A型肝炎	汚染された水や生カキなどの経口によるA型肝炎ウイルス (HAV) の感染。予防としてHAワクチンがあります。 潜伏期間：2〜6週間、発熱を伴う。発症率は高く若年者に多い。伝染性が強く集団感染を起こすことがある。劇症化はあるが、慢性化はない。
B型肝炎	血液、体液 (性感染、針刺し、母子感染) によってB型肝炎ウイルス (HBV) に感染します。成人期に感染した場合、約30〜50％は急性肝炎を発症します。ほとんどは慢性化せずHBs抗体ができます。 潜伏期間：1〜6か月、予防としてHBワクチンが有効である。
C型肝炎	血液 (針刺し、母子感染など) によるC型肝炎ウイルス (HCV) の感染です。予防のためのワクチンはありません。 潜伏期間：2週間〜6か月、現在は輸血による感染はほぼない。自覚症状が乏しいため、慢性化しやすい。慢性肝炎→肝硬変→肝がんと進行する。

症状について

前駆症状として感冒様症状がみられることが多く、おもな症状は全身倦怠感や食欲不振、発熱、悪心・嘔吐、腹痛、黄疸などがあります。

検査と治療について

　肝機能検査を行うとAST、ALTの上昇を認めます。また原因ウイルスを特定するため、ウイルスマーカーの測定を行います。

　治療には、基本的に安静が重要となります。安静にしていることで、肝臓の血流が増加し、肝障害の改善を促します。また肝臓に負担がかからないように低たんぱく食とし、1日60g以下のたんぱく質制限を行います。

●A型肝炎の治療

　A型肝炎の治療は安静や対症療法が中心です。ほとんどの場合、自然治癒します。

●B型肝炎の治療

　B型肝炎ウイルスの治療方法には、B型肝炎ウイルスの増殖を抑える「抗ウイルス治療」と肝臓保護を目的とした「肝庇護療法」があります。

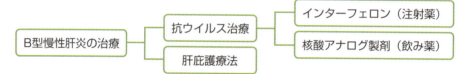

●C型肝炎の治療

　C型肝炎の治療には、B型と同じように「インターフェロン療法」が行われていましたが、現在は経口服薬を行う「直接型抗ウイルス薬(DAA*)」が誕生しました。治療期間は3〜6か月なので、インターフェロンよりも短期間で済み、治療効果も高いとされています。

　C型肝炎ウイルスの治療はインターフェロンからDAAに変わってきています。C型肝炎ウイルスを排除できない場合には、肝病変の進行や肝がんの発生を予防する目的として、「肝庇護療法」を行います。肝庇護療法はウイルスを排除するのではなく、肝臓の炎症を抑える治療法です。

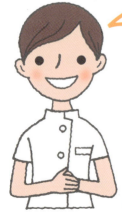

インターフェロンは強い副作用があり、治療の効果が出ない場合がありました。治療を開始する際は入院が必要で、その後も通院が必要であるため、学業や仕事にも支障が大きく、治療を続けることが難しい患者さんは少なくありませんでした。

先輩ナース

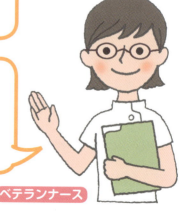

核酸アナログは、ウイルスが増殖するしくみを直接妨害します。ただし、中断してしまうとウイルスが増殖して肝炎の再燃があると言われています。治療は長期間になりますが、副作用が少ない薬剤です。

ベテランナース

*DAA　Direct Acting Antiviralsの略。

慢性肝炎

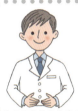

肝炎ウイルスの感染により肝臓に持続性炎症が6か月以上続く場合をいいます。慢性肝炎ではC型慢性肝炎が約70％を占めているといわれています。慢性肝炎は年月とともに重い疾患に進行する場合があるため、早期の発見、早期の治療が大切です。

原因と症状

原因となるウイルスはC型肝炎ウイルスとB型肝炎ウイルスです。約70％はC型肝炎ウイルスで、約20％はB型肝炎ウイルスといわれています。

また、10～30年以上かけて肝硬変、肝がんへ進行しやすいとされています。自覚症状が乏しく、全身倦怠感や食欲不振、熱感などの感冒様症状が出現します。

検査

慢性肝炎は、血液検査や病理組織検査などから診断します。

● **血液検査**
AST（GOT）、ALT（GPT）、アルブミン、ビリルビン、血小板数などをみます。

● **病理組織検査**
肝組織の線維化や壊死、炎症などの程度を把握するために肝臓の組織を採取します。また、以下の診断基準を参考にします。

▼慢性肝炎の肝組織診断基準（1996年新犬山分類）

線維化	壊死・炎症所見
F0：線維化なし	A0：壊死、炎症所見なし
F1：門脈域の線維性拡大	A1：軽度の壊死、炎症所見
F2：線維性架橋形成	A2：中等度の壊死、炎症所見
F3：小葉のひずみを伴う線維性架橋形成	A3：高度の壊死、炎症所見
F4：肝硬変	

治療について

薬物療法を行います。

● B型慢性肝炎
抗ウイルス療法を行います。

● C型慢性肝炎
ペグインターフェロンと抗ウイルス薬の併用療法を行います。

また、肝硬変や肝がんへの移行を防ぐことが大切です。

飲酒の目安とは？ 〔Nurse Note〕

「酒は百薬の長」と言われていますが、飲みすぎると体に悪影響を及ぼします。また過剰な量を10年以上飲酒し続けるとアルコール性肝硬変や肝がんなどの恐れも出てきます。そのためにも適量を心がけていくことが大切です。

厚生労働省は「健康日本21」の中で「節度ある適度な飲酒」について「通常のアルコール代謝能を有する日本人においては、節度ある適度な飲酒として、1日平均純アルコールで20g程度である。」と示しています。

● 1日の許容範囲となるアルコールの目安（20g）

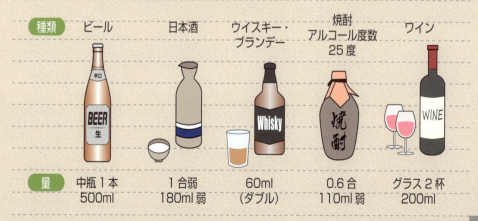

種類	ビール	日本酒	ウイスキー・ブランデー	焼酎 アルコール度数25度	ワイン
量	中瓶1本 500ml	1合弱 180ml弱	60ml（ダブル）	0.6合 110ml弱	グラス2杯 200ml

肝硬変

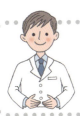
肝硬変は、肝細胞が壊死と再生を繰り返すうちに線維化し、こぶのような結節をつくり硬く萎縮した状態になるものです。慢性肝炎から何年もかかって徐々に肝硬変に移行します。

原因について

肝硬変の原因には、ウイルス性肝炎（B型、C型肝炎ウイルス）、自己免疫疾患、非アルコール性脂肪肝炎、アルコール性、代謝性（ヘモクロマトーシス、ウイルソン病）などがあります。日本では肝炎ウイルス感染によるものが多く、約60％はC型肝炎ウイルスで、約15％はB型肝炎ウイルスによる感染です。

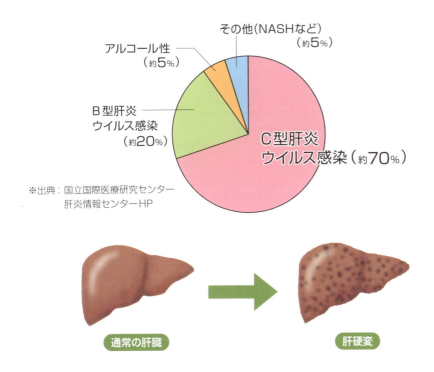

- その他（NASHなど）（約5％）
- アルコール性（約5％）
- B型肝炎ウイルス感染（約20％）
- C型肝炎ウイルス感染（約70％）

※出典：国立国際医療研究センター肝炎情報センターHP

通常の肝臓 → 肝硬変

健康な肝臓は表面が滑らかでツルツルしています。肝硬変になると、表面がごつごつして硬くなってしまいます。肝炎が起こってもはじめは元に戻り修復が可能ですが、炎症が続き慢性化してくると修復が追い付かなくなり、線維化が起こり始めます。線維化となった肝細胞は機能しなくなり、肝機能が失われてしまうのです。

肝硬変の経過

慢性肝炎から急激に肝硬変にはなりません。放置しておくことで徐々に肝硬変へ移行していくため、特別な症状が現れないのが特徴です。進行してから黄疸、腹水、食道・胃静脈瘤などの合併症が現れるようになります。

肝硬変	代償期：全身倦怠感、食欲不振

↓

肝硬変	非代償期：黄疸、腹水

↓

食道・胃静脈瘤、肝性脳症、肝不全、肝がん

症状について

肝硬変には肝臓が機能している「代償期」と、機能を十分には果たせなくなった「非代償期」があります。代償期は症状に乏しいですが、非代償期になると全身倦怠感、浮腫、易疲労感、食欲不振、腹水、黄疸などがあります。以下の症状についてみます。

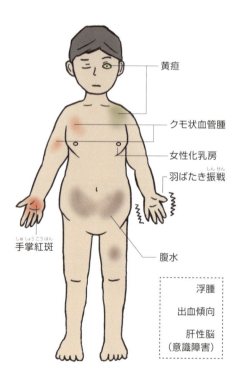

- 黄疸
- クモ状血管腫
- 女性化乳房
- 羽ばたき振戦
- 手掌紅斑
- 腹水

浮腫
出血傾向
肝性脳（意識障害）

検査と治療について

● 検査

血液検査や腹部超音波、CT、MRI検査などの画像診断を複数組み合わせて、肝硬変の進行や程度を把握します。

肝硬変の重症度を評価する国際的な分類「チャイルド・ピュースコア」（P144参照）があります。

● 治療

代償期、非代償期によって治療は異なります。症状のない代償期では食事療法が中心となります。栄養不足は肝不全や肝がんの発生につながるため、必要な栄養を摂取することが大切です。またB・C型肝炎ウイルスによる治療では、抗ウイルス薬を投与する薬物療法が行われます。肝硬変の末期には根治療法として肝移植も検討されます。

● 代償期

規則正しい生活や食事療法を中心に行います。基本的には定期的に検査を受ける以外、特別な治療は行われません。

● 非代償期

ほとんどが線維化し、機能が十分に果たせない状態にあります。そのため、肝機能が働かず全身に多くの症状が現れます。重たい合併症が起こるため、症状を一つひとつ取り除き代償期に戻すことが目標になります。

合併症について

肝硬変になると、体内の血流や水分などの調整がうまくできなくなったり、代謝が悪くなったりするため、以下のような合併症につながります。

●食道静脈瘤、胃静脈瘤
硬くなった肝臓によって門脈圧が高くなり、食道や胃の周囲に側副血行路が生じます。それが「静脈瘤」です。静脈瘤は破裂すると大出血を起こし、吐血や下血がみられます。すぐに処置を行わなければ生命の危険があります。

●腹水、浮腫
肝機能の低下によりアルブミンが合成されなくなると、血清アルブミン値が低下し、門脈の圧力が高まります。血管から水分が出ていくため腹水や浮腫が起こります。腹水が大量になってくると呼吸困難を起こす場合があります。

●肝性脳症
肝機能の低下により、十分に解毒されないアンモニアや老廃物などが血流によって脳へ達します。その場合、脳神経細胞が障害を起こし、昏睡状態になる危険があります。通常はアンモニアなどの老廃物、有害物質は肝臓で解毒されます。肝性脳症は、はじめ集中力の低下程度ですが、進行すると生命の危険があります。

症状が強くなると興奮状態や昏睡状態に陥ることがあります。肝性脳症の三大症状は、意識障害、口臭、羽ばたき振戦があります。

●肝性脳症の昏睡度分類
Ⅰ度：軽度の障害なので気がつきにくい。昼夜逆転などの症状がある。
Ⅱ度：判断力が低下する。人や場所を間違えるなどの症状や羽ばたき振戦を認める。
Ⅲ度：錯乱状態や混迷に陥る。羽ばたき振戦を認める。
Ⅳ度：意識がなくなる（痛みには反応する）。
Ⅴ度：意識がなくなる（痛みにも全く反応しない）。

●血小板減少
肝臓の線維化に伴い、血小板の生産量が減り、血小板の貯蔵庫である脾臓の血流が低下することで起こります。

C型肝炎ウイルスによる肝硬変は年率8％くらいで肝がんを発症するとの報告があります。肝硬変になり10年経つと80％の人が肝がんになってしまうことになります。肝硬変に進行する前にきちんとした治療を行うことが大切です。

先輩ナース

肝がん

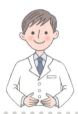
肝がんには肝臓に原発する「原発性肝がん」とほかの臓器からの転移によってできた「転移性肝がん」に大きく分けられます。また原発性肝がんには、「肝細胞がん」と「胆管細胞がん」があります。約90％は肝がんが占めており、B、C型肝炎ウイルスが関係しているといわれています。ここでは、肝細胞がんを中心に説明します。

✚ 肝がんの種類

原発性肝がんの多くは肝細胞がんです。

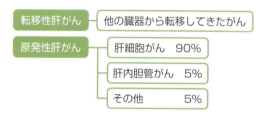

✚ 原因について

肝細胞がんではC型肝炎ウイルスが約70％、B型肝炎ウイルスが約20％を占めています。ウイルス性の慢性肝炎から肝硬変を経て肝がんに移行します。

● 肝細胞がんへの進行

　肝炎ウイルスの感染から慢性肝炎に移行し、長期間にわたって炎症と再生を繰り返しながら肝硬変、肝細胞がんへと約10〜20年かけて進行していきます。また、肝硬変を経ずに、慢性肝炎から肝細胞がんへ進行する場合もあります。

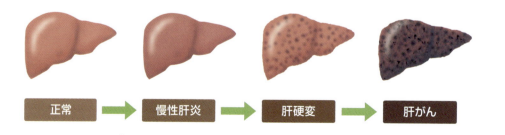
正常 → 慢性肝炎 → 肝硬変 → 肝がん

症状と検査

肝細胞がんの初期症状では、全身倦怠感や易疲労感、食欲不振、腹部膨満感、腹痛、体重減少などがあります。さらに進行すると、黄疸や低血糖発作、食道静脈瘤、体重減少などがみられます。

検査には、腫瘍マーカー（AFP、PIVKA-Ⅱ、AFP-L3分画）や画像検査、病理組織検査などを行います。

進行度分類について

肝細胞がんの病期は、がんの大きさ、個数、がんが肝臓内にとどまっているか、ほかの臓器までに転移が広がっているかにより決定されます。病期の分類はいくつかあります。「臨床・病理 原発性肝癌取扱い規約（日本肝癌研究会編）」または、国際的に使用されている「TNM悪性腫瘍の分類（UICC）」を使用します。そのためステージが同じでも内容が異なっている場合があります。

項目（T因子）	T1	T2	T3	T4
①腫瘍が1つに限られる ②腫瘍の大きさが2cm以下 ③脈管（門脈、静脈、胆管）に広がっていない	①②③すべて合致	2項目が合致	1項目が合致	すべて合致せず

リンパ節・遠隔転移がない	Ⅰ期	Ⅱ期	Ⅲ期	ⅣA期
リンパ節転移はあるが遠隔転移はない	ⅣA期			
遠隔転移がある	ⅣB期			

日本肝癌研究会編『原発性肝癌取扱い規約　第6版（2015年）』（金原出版）より

チャイルド・ピュー分類

肝臓の障害の重症度を評価できるものとしてチャイルド・ピュー（Child-Pugh）分類があります。

各項目の点数を加算していき合計した点数によってA（5～6点）、B（7～9点）、C（10～15点）の3つに分類されます。

▼チャイルド・ピュースコア

項目	1点	2点	3点
肝性脳症	ない	軽度	時々昏睡
腹水	ない	少量	中等量
血清ビリルビン値（mg/dℓ）	2.0未満	2.0～3.0	3.0超
血清アルブミン値（g/dℓ）	3.5超	2.8～3.5	2.8未満
プロトロンビン時間（％）	70超	40～70	40未満

治療について

外科的切除や肝動脈化学塞栓療法、経皮的エタノール注入療法（PEIT）、肝動注化学療法、ラジオ派焼灼療法（RFA）、肝移植などの治療方法があります。

看護のポイント

肝がんの患者さんは慢性肝炎、肝硬変に伴う合併症など、すでに長期の療養生活を送っています。様々な治療を繰り返しながら悪化していく経過をたどるため、苦痛を緩和する継続的な援助を行っていくことが大切です。

> 患者さんは肝臓がんのほかにも疾患を抱えていることがあるため、進行度だけでなくチャイルド・ピュー分類も活用しながら治療法を選択します。

先輩ナース

胆道・胆のうのおもな疾患

胆のうには肝臓で生成された胆汁を濃縮して貯蔵する働きがあります。
どんな病態や症状、治療などがあるのか学びます。

胆石症

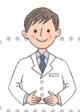

胆石症とは胆のうや胆管にできる結石によって引き起こされる疾患の総称です。国内の胆石症患者さんは、人口の約10〜15％いるといわれています。

病態について

食生活、高齢化に伴い年齢を重ねるごとに胆石の保有率は高く、10人〜15人に1人は胆石症といわれています。胆石は胆汁の成分が、胆のうの中で固まったものをさします。その成分とは胆汁酸、コレステロール、ビリルビン、レシチンなどです。胆石にはいくつかの種類があり「コレステロール結石」「ビリルビンカルシウム結石」「黒色石」などがあります。コレステロール結石は、脂っこい食事を食べ続けていくうちに、胆汁の中のコレステロールが増加し過ぎて、胆汁に溶けきれないことから固まってしまい結石を形成します。ビリルビンカルシウム結石は、ビリルビンが固まったものをさします。通常は胆汁の中で溶けた形になっていますが、胆汁の流れが滞り胆のうと胆管に感染が起こることによって細菌の酵素作用で性質が変化します。変化したビリルビンはカルシウムと結合しやすくなり、結果、結石を形成します。黒色石はビリルビンカルシウムの一種ですが、名前の通り黒い色を呈しています。結石の大きさは小さいものが多く、なかには砂状のものがたくさんできることがあります。おもに溶血性貧血や胃切除後、肝機能低下などの患者さんに多く見られます。

原因について

胆石症は60〜70歳代がピークで、女性に多く見られます。主な原因は食生活です。コレステロールを含む食事ばかりで海藻類や野菜類などに多く含まれている食物繊維の摂取量が減り、欧米化の食生活の影響によってコレステロール結石が多いといわれています。食事を取る時間も不規則であると胆石を作る原因となります。

●**胆石症になりやすいタイプの人**

欧米では胆石症を起こしやすい人を「5F」で表しています。

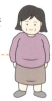

 女性（Female）、40代以上（Forty）、肥満（Fat）、色白（Fair）、多産婦（Fecund）

発生部位について

　胆石が発生した部位により、肝内結石、総胆管結石、胆のう結石に分けられています。
　発生する部位は約70％が胆のう内で発生しています。胆のう結石に多いのはコレステロール結石で、総胆管結石に多いのはビリルビン結石になります。

● **胆のう結石**
　胆のうの約70％を占め、その半分以上はコレステロール結石です。発症率は女性にやや多いといわれています。

● **総胆管結石**
　総胆管で形成される結石と胆のう結石が胆汁の流れとともに落下結石になったものがあります。高齢者に多く見られるといわれています。

● **肝内結石**
　胆管に発生する結石で胆汁が滞ることによって肝機能障害を引き起こす恐れがあります。多くはビリルビンカルシウム結石、黒色石などの色素が固まったものをいいます。

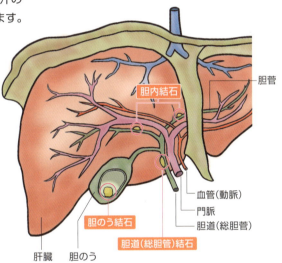

症状について

　胆石症の症状には、症状が出ない無症状胆石から疼痛発作、黄疸、発熱など、胆石の発生部位によってその症状は様々です。胆石が胆汁の流れとともに動いたり、総胆管などに詰まったりすることで激しい症状が現れます。胆石発作とよばれる疝痛発作は、脂肪の多い食事をとったあとに生じやすく、右季肋部痛、右背部への放散痛などがあります。痛みの強さは、我慢できないほどの重たい痛みから短時間で軽快してしまうものまであります。みぞおちから右上腹部にかけて、鋭い痛みが走り、痛みは右肩や背部にまで広がります。

● **胆石発作の起こり方**

　食後に胆のうが収縮を起こすことによって、胆のうの内圧が上昇します。それにより、胆のう管や胆のう頸部に嵌頓することで痛みが生じます。

食事による胆のう収縮
↓
胆石が移動する
↓
石の嵌頓が起こり、胆のうが収縮できない

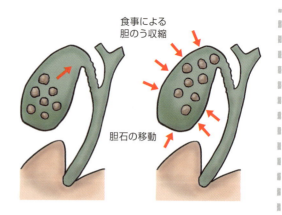

● **痛みの場所**

　右季肋部、心窩部、右肩、右背部の痛みなどが挙げられます。

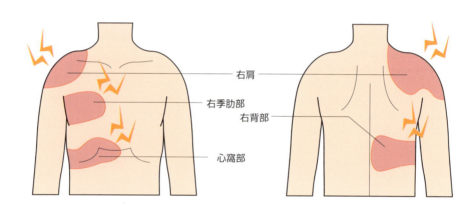

検査と治療について

　最も有用な検査には超音波検査があります。胆石症が疑われる場合には第一選択になります。胆のう結石の場合、100％に近い検出率になります。超音波での検査が難しい場合には、腹部CT、核磁気共鳴胆管膵管撮影（MRCP）、内視鏡的逆行性胆管膵管造影（ERCP）などが行われます。ほかにも血液検査（ALP、γ-GT、AST、ALT、白血球、CRPなど）の値も変化します。

　治療には、内視鏡的治療や胆のう摘出術、体外衝撃波結石破砕療法（ESWL）、薬物療法（胆石溶解療法）などがあります。胆のう結石症については、症状がなければ治療の必要はありません。おもな外科的治療としては腹腔鏡下胆のう摘出術を行います。肝内結石や総胆管結石の場合は症状の有無に関係なく結石の除去として内視鏡的治療を行います。激しい痛みがある場合には、まず痛みを取り除く治療として鎮痙薬や鎮痛剤を使用します。

● **急性期治療の流れ**

発作➡検査（画像検査、血液検査）➡痛みを取り除く治療➡根本的治療の検討

急性胆のう炎

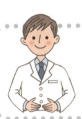

多くの場合、胆石症が関係して発症します。炎症の状態によっては胆のうの一部が壊死し、穿孔した部分から腹膜炎を引き起こすことがあります。そのため発症の早期に治療を行う必要があります。

➕ 原因について

胆急性胆のう炎の約90％は胆のう結石が原因です。胆のう管に胆石がはまり込んだため、閉塞を引き起こします。胆のうと総胆管にある細い管に胆石を放置した場合、胆のうに充満した胆汁に腸からの細菌が付着し炎症を引き起こします。また、胆石がない状態で胆のう炎を発症させるものがあります。その原因には、糖尿病、動脈硬化症、TEA後の胆のう虚血、絶食などがあります。

➕ 症状について

急性胆のう炎の症状で最も多いものは腹痛です。右季肋部を中心に右肩や背部などに激しい痛みが生じ「疝痛発作」といいます。発作は脂の多い食事を摂ったり、食べすぎたりすることで起こります。ほかにも、発熱、悪心・嘔吐、黄疸などの症状があります。

➕ マーフィー徴候

炎症がある胆のうの部分を圧迫し、患者さんに深呼吸してもらうと痛みのために呼吸が止まる兆候をマーフィー徴候といいます。急性胆のう炎では、マーフィー徴候が陽性となるため診断に利用されます。

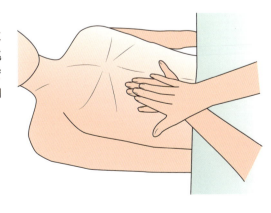

検査について

上記の症状に加えて様々な検査で診断を行います。確定診断には画像検査が用いられます。

- **腹部CT**

  胆管の拡張、結石の陰影、炎症、胆のう壁肥厚などがみられます。

- **超音波検査**

  胆のう腫大、胆のう壁肥厚などがみられます。

- **血液検査**

  白血球数の増加、高ビリルビン血症、肝機能の異常、炎症反応などがみられます。

治療について

急性胆のう炎は、症状によって「重症」「中等症」「軽傷」の3つに分けられます。行います。確定診断には画像検査が用いられます。軽症の場合、まずは痛みを取り除くために鎮痛剤、鎮痙薬、抗菌薬を使用します。症状が落ち着くまでは安静にし、胆石が取り除かれると胆汁の流れが回復し、数日で炎症も落ち着いてきます。中等症での治療でも、まずは薬物を使用し保存的治療を行います。ですが、炎症が進んでいる状態なので、その先の治療も考慮しながら行われます。初期の治療後は胆のう摘出術が行われます。保存的治療で症状がおさまっても、再発の危険性が常にあるため症状があれば早期に手術を行うことが推奨されています。胆のう摘出術には、開腹下胆のう摘出術、腹腔鏡下胆のう摘出術の2つがあります。重症の治療例として黄疸や全身症状が悪化している場合では、一時的な胆のうドレナージを考慮します。また重篤な局所合併症や胆のう捻転症、気腫性胆のう炎、壊疽性胆のう炎、化膿性胆のう炎が認められる場合には、全身状態の管理を十分に行うと同時に緊急胆のう摘出術を行います。

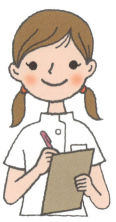

高齢者の場合、症状がはっきり出ないことがあるので注意が必要です。

新人ナース

急性胆管炎

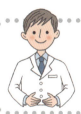

胆汁の流れが滞り、胆管に感染した状態が胆管炎です。重症になると急性化膿性閉塞性胆管炎になりショックや意識障害を伴い生命の危機に陥ることがあります。

原因と症状について

胆管炎は、胆石や腫瘍などにより胆管が狭窄、閉塞を起こすことによって胆汁の流れが悪くなります。そこに細菌が感染することによって炎症が起こります。胆汁のうっ滞の原因には、結石や狭窄のほかに、胆管癌、乳頭部癌、膵頭部癌などの悪性疾患があります。急性胆管炎を起こすのは、大腸菌や緑膿菌、腸球菌などによるものです。細菌は十二指腸乳頭部から胆管内に入って炎症を起こします。そのままの状態に放置しておくと胆汁が流れない状態が続き、細菌が増殖して肝臓に広がり、血管内まで入り込んだ細菌は菌血症となり、全身をめぐって敗血症を起こすことがあります。

症状としては、胆管炎では「右上腹部痛」「発熱」「黄疸」が見られます（シャルコー三徴）。腹痛は激しく吐き気や嘔吐を伴うことがあります。発熱は高熱で悪寒戦慄を伴います。黄疸は閉塞の原因

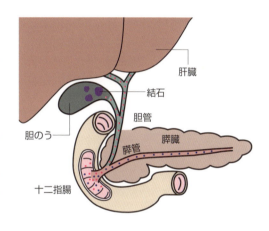

によって多少違いがあり、黄疸が強く現れないことがあります。重症化すると急性化膿性閉塞性胆管炎となり、シャルコーの三徴に加えてショック、意識障害を伴います（レイノルズ五徴）。

検査と治療について

検査ではCT、エコー、MRIなどの画像検査で胆道系の狭窄、閉塞と、胆管の拡張が見られます。血液検査では、炎症反応（白血球上昇、CRP上昇）、黄疸、胆道系の酵素上昇（ALP上昇、γ-GTP、総ビリルビン上昇）などが見られます。診断には、39度以上の発熱、黄疸、右上腹部痛に加えて、血液検査、CT、エコーなどで診断していきます。

初期の治療としては絶食、輸液療法、抗菌薬の投与、鎮痛薬の投与の保存的治療と胆道ドレナージが推奨されています。胆道ドレナージは胆汁のうっ滞を排出させる方法で、内視鏡を用いる方法と体表から穿刺して行うドレナージがあります。

胆道がん

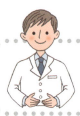

胆道がんは、肝外の胆道系に発生する悪性腫瘍です。発生場所により、胆管がん、胆のうがん、乳頭部がんがあります。

胆管がん

胆管がんは胆管の上皮から発生する悪性腫瘍です。胆管がんの発生部位により、肝外胆管がんの肝門部領域胆管がんと遠位胆管がん、肝内胆管がんに分けられます。肝内胆管がんは胆管細胞がんと呼ばれることがあります。

●胆管がんの症状について

胆管がんの初期症状として、黄疸があります。胆管に発生したがんによって胆汁の流れが悪くなります。胆汁が血液中に逆流することでビリルビン濃度が高くなり黄疸が現れます。ほかにも、腹痛、発熱、全身倦怠感、食欲不振、体重減少などを伴います。

●胆管がんの検査と治療について

検査では、血液検査(胆道系酵素上昇、腫瘍マーカーCA19-9、CEA高値)、エコー、CT、ERCP(内視鏡的逆行性胆管膵管造影)が行われます。

診断は黄疸や腹部痛などの症状から血液検査、エコーで胆管がんを確認し、MDCT(マルチスライスCT)、MRIもしくはMRCP(磁気共鳴胆管膵管造影)、PET、生検などで確定診断を行っていきます。

治療には、病変を残らず切除することができる場合、外科療法を第一に考えます。切除が難しい場合、化学療法や放射線治療を行います。胆管がんでは胆管の詰まりによって、閉塞性黄疸や胆管炎を生じています。その場合、まずは黄疸の治療を行います。黄疸による肝機能低下を最小限に食い止め、手術を前提に考慮しておくためのコントロールが必要です。

胆のうがん

　胆のうがんは胆のうや胆のう管にできた悪性腫瘍です。自覚症状や初期症状に乏しいため進行してから発見されるケースが多くありました。近年では超音波検査で早期発見されるようになってきました。

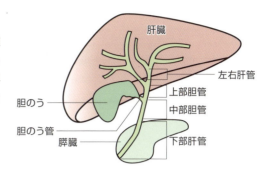

● **胆のうがんの原因と症状について**

　胆のうがんの原因ははっきり特定されていませんが、誘因として胆のう炎、胆石症、膵胆管合流異常などいくつかの要因が関連しているといわれています。

　早期がんの場合、無症状がほとんどです。進行すると上腹部痛、右季肋部腫瘤、食欲不振、体重減少、悪心・嘔吐、黄疸、掻痒感などの症状が出現します。肝臓、胆管、肝動脈、門脈、十二指腸、結腸などに直接浸潤し、転移が生じやすいです。

● **胆のうがんの検査と治療について**

　腹部エコー、CT、内視鏡的逆行性胆管膵管造影（ERCP）、超音波内視鏡（EUS）、血管造影、血液検査などが行われます。また、進行すると腫瘍マーカーではCEA、CA19-9が上昇することが多いとされています。

　治療法としては、切除手術が最善です。がんの進展度に応じた術式が選択されます。手術を受けるには、肺転移、肝転移などの遠隔転移がないことです。転移がなくても周辺の臓器や肝門にがんが達していた場合には手術を行うことが難しいとされています。また、手術に耐えることができるのか、という点も考慮されます。

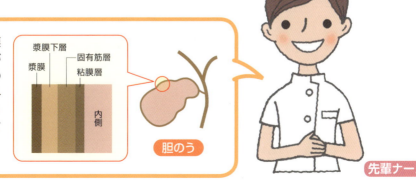

胆のうには、粘膜筋板や粘膜下層がありません。そのため、胆のうの外側にがんが広がりやすいといわれています。

乳頭部がん

乳頭部がんは十二指腸乳頭部に発生する悪性腫瘍です。十二指腸乳頭部は、胆汁の通り道である総胆管と膵液の通り道である主膵管が合流し十二指腸内腔へ開口する部位です。

● **乳頭部がんの症状について**

胆汁の流れが滞ることで黄疸が現れ、膵液の流れが滞ることで膵炎が発症します。それに伴う腹痛などもあります。

● **乳頭部がんの検査、治療について**

血液検査と画像検査で行われ、がんの広がりや程度の診断を行います。乳頭部がんの標準治療は切除術になります。十二指腸、膵臓頭部、下部胆管、胆のうの切除を行う膵頭十二指腸切除が選択されます。がんが小さく限局している場合には、上部消化管内視鏡を利用する場合もあります。また、全身状態の悪化や転移などがあり切除不可能な場合には、化学療法や放射線療法を行います。

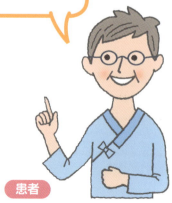

胆石や炎症をくり返していると、がんの発症につながる可能性があるんですね。

患者

膵臓のおもな疾患

膵臓は消化液を分泌する外分泌機能と
ホルモンを分泌する内分泌機能を持っています。
膵臓にはどのような病態や症状、治療などがあるのか学んでいきます。

急性膵炎

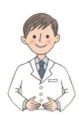

突然の激しい腹痛が特徴です。様々な原因により膵酵素が膵内で活性化され膵組織や膵周辺の組織を自己消化して炎症を起こす疾患です。また、急性膵炎を発症すると数日間で重症化し生命の危険を伴うことがあります。飲酒や脂っこい食事がきっかけで起こることが多く、特にアルコールを多飲する男性に多い疾患です。国内では、急性膵炎の患者さんの数が年々増加傾向にあるとの報告があります。

病態と原因について

多くの原因はアルコール性膵炎と胆石性膵炎です。アルコール由来の有害な物質によって直接、膵臓の腺房組織を傷つけてしまうことがあるといいます。脂肪分の多い食事を食べすぎると胆石症を招きやすくなります。胆石が胆汁、膵液の流れる管をふさいでしまうと膵臓に炎症を引き起こします。他の原因には、手術や外傷、薬剤、脂質異常症などがあります。

急性膵炎は軽症と重症の2つに分けられます。軽症の場合は禁食や安静などの治療によって改善しますが、重症の場合は、治療法が確立していないので、合併症を引き起こし、予後不良の場合があります。

●アルコール性膵炎

大量の飲酒をすると濃度の濃い膵液が過剰に分泌されます。その膵液の流れが滞ってしまったり、膵管内にある膵液の成分が固まったりすることで圧力がかかり膵管が圧迫されて弱くなってしまうことがあります。弱くなった膵管は膵液が漏れ出してしまい、膵臓に含まれる消化酵素で膵臓の消化が起こることによって、腹部や背部の激痛が現れます。

●胆石性膵炎

胆のうや胆管に発生した胆石が十二指腸乳頭を塞いでしまい、胆汁と膵液の流れが滞ってしまうことで、膵臓の炎症が起こると言われています。胆汁と膵液が混ざり合うと、消化酵素の活性化が起こり膵臓の消化が進んでしまいます。

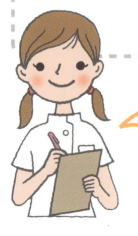

急性膵炎は膵臓の自己消化によって周囲の臓器も影響を受けます。食事や水分をとると、膵液を分泌してしまいます。まずは膵液の分泌を抑えるため絶食を行いますが、必要最低限な水分と栄養を補うため点滴によって補給します。

新人ナース

症状について

持続性の上腹部痛や腰背部痛が出現し、嘔気、嘔吐、発熱がみられることがあります。腹痛は前屈すると軽減しますが、アルコールや脂肪食の摂取、暴飲暴食で増悪します。

突然、なんの前触れもなく激しい痛みに襲われます。食事や飲酒した数時間後に発症するケースが多いため、就寝中や明け方に痛みが現れることもあります。ほかにも腹部膨満感、食欲不振、軟便などの症状があります。

検査と診断について

診断するために様々な検査を行いますが、まずは問診を行います。痛みや飲酒歴、ストレスの有無、食事内容、ほかの症状、既往歴などを主に問診します。

急性膵炎には診断基準があります。3項目のうち2項目以上を満たし、ほかの膵臓疾患や急性腹症を除外したものを急性膵炎としています。

❶ 上腹部に急性腹痛発作と圧痛がある。
❷ 血中、尿中に膵酵素の上昇がある。
❸ 腹部CT、MRI、腹部超音波検査で膵臓に急性炎症に伴う異常がある。

治療について

急性膵炎の治療は「絶食」「輸液」「除痛」を基本に全身管理を行います。初期治療では、痛みを抑えるために非ステロイド性抗炎症薬を使用し、循環動態を安定させるために輸液療法を行います。膵臓の安静を保ち消化酵素の働きを抑えることが大切です。膵炎が腹膜に広がると麻痺性の腸閉塞（イレウス）を引き起こすことがあるため、腸蠕動運動の観察を行います。

急性膵炎は一度治っても再発することがあります。再発を繰り返していると慢性膵炎に移行する場合もあります。再発を防ぐために、アルコールが原因の場合は禁酒を、胆石が原因の場合は胆のう摘出手術が行われる場合もあります。

> 回復期の食事では症状が再度出現しないよう注意が必要です。絶食後、水を飲んだり食事をしたりすることで胃腸の活動に刺激されて膵臓も活動し、症状がぶり返すことがあるからです。

ベテランナース

慢性膵炎

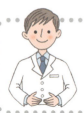

長期間にわたる持続した炎症によって膵臓の内部が線維化・石灰化し、膵臓の機能が失われてしまいます。糖尿病や膵臓がんを合併しやすい難治性、進行性の疾患です。

原因と症状について

アルコールの多飲によるアルコール性慢性膵炎、胆石や原因不明、家族性、遺伝性などが原因となる非アルコール性慢性膵炎に分けられます。慢性膵炎はアルコール性で男性に多いとされています。

慢性膵炎になると、膵管が細くなり膵液の流れが悪くなることで痛みが出現するといわれています。症状には腹痛や背部痛、吐き気、下痢などがあり、慢性的に続きます。

主に膵臓のランゲルハンス島の破壊が進むことで糖尿病を発症してしまったり、膵液の分泌量が減ってしまうことで、脂肪の消化吸収が悪くなることがあります。

進行すると、膵管の狭窄によって流れが滞り、膵石やのう胞、膿瘍などの合併症から様々な症状が引き起こされます。

進行について

慢性膵炎は進行性で、代償期、移行期、非代償期の順で進行します。

●代償期

アルコールや過食などにより急性膵炎を繰り返します。膵臓の内外分泌機能は保たれていますが、軽い組織の変化が始まります。

この段階では腹痛や吐き気などの症状があります。正常な細胞が残っているとしても、必要な膵液の量が変わらないため、残っている組織に負担が集中してしまうといわれています。

●移行期

膵細胞の線維化は徐々に進み、膵機能は低下します。正常な膵細胞は残っていますが、だんだんと少なくなってきます。

そのために、膵液の分泌も徐々に低下していく時期を「移行期」と呼びます。この時期になると腹痛や背部の痛みは軽減されてきます。症状がおさまると、一見よくなってきたと思いがちですが、症状が進行してきたことを示しています。

- **非代償期**

  炎症によって膵臓組織の破壊は進行し、内分泌機能不全を起こすことで糖尿病になります。また、外分泌機能不全を起こすことで、消化吸収に支障をきたすため消化されない脂肪便が出たり、軟便が続いたり体重減少などの症状が現れます。

  代償期 → 移行期 → 非代償期

検査と診断について

慢性膵炎での診断は、おもに画像検査が重要になります。膵臓の形や膵臓の表面、萎縮状態、膵管の拡張や形の異常などを見ていきます。

画像検査には超音波検査、単純X線、CT検査、MRI検査があります。

血液検査では大まかな膵臓の状態を判断していきます。膵液に含まれているアミラーゼ、リパーゼの消化酵素が血中にどのくらいあるのか調べます。膵管が滞っていたり、膵臓に炎症があったりすると値が高くなります。

治療について

慢性膵炎の治療で重要なのは、炎症を抑えることです。アルコール性膵炎の場合は、禁酒・禁煙を行います。根治療法はないため合併症の予防に努めます。代償期では、疼痛をおさえるための治療を行い、非代償期では、消化吸収障害や内分泌機能不全などに対する治療が必要になります。適切な治療を受けるには、定期的に検査を受けて膵臓の状態と病期を確認する必要があります。

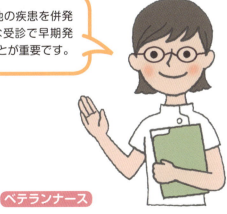

慢性膵炎は膵臓がんや他の疾患を併発しやすいため、定期的な受診で早期発見、早期治療に努めることが重要です。

ベテランナース

膵臓がん

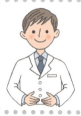
膵臓がんの発生は、外分泌組織と内分泌組織の2つに分けられます。多くは外分泌腺組織の膵管上皮から発生する「浸潤性膵管がん」で、全体の8割以上を占めていると言われています。ここでは、浸潤性膵管がんに限定して解説します。

 原因について

原因は不明ですが、危険因子として、家族歴、年齢、喫煙、肥満、糖尿病、慢性膵炎などがあります。

膵管には粘膜下層や筋層がないので、すぐに浸潤してしまいます。さらに膵臓の周囲にはリンパ節や上腸間膜動脈、門脈などの血管があるため、すい臓がんは、血管に浸潤し、転移を起こしやすいという特徴があります。

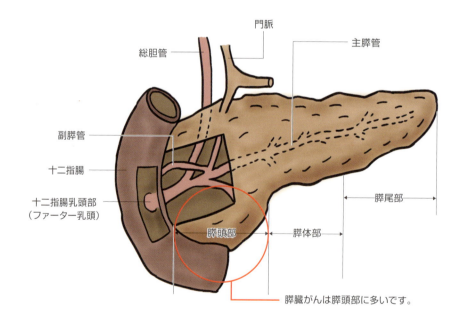

膵臓がんは膵頭部に多いです。

症状について

　上腹部痛、背部痛が多く、ほかには食欲不振、体重減少などがみられます。早期の膵臓がんは症状がほとんどないため、発見は難しいといわれています。

　膵管がんは症状が現れにくく、ほかの臓器に広がりやすい難治性のがんです。のう胞性腫瘍では、良性と悪性があります。悪性の可能性が考えられるのは大きさが3cm以上、袋状が多く、いぼがあるものといわれています。内分泌腫瘍はランゲルハンス島に発生するがんで、良性と悪性があります。

　がんが発生している部位によって、どのような症状が現れるのか違いがあります。膵体部や膵尾部に発生したがんは主膵管にあまり影響しにくいので、症状が乏しく発見が遅れてしまいがちです。ですので、発見時にはかなり進行している場合が多いといわれます。

　膵頭部にがんが発生した場合では、がんの大きさによって総胆管を圧迫していくので、胆汁の流れが滞り逆流して肝臓に流れてしまいます。その症状として「黄疸」が現れます。また、位置的に主膵管を圧迫して膵液の流れが滞り、膵管の圧が高まることで腹痛を生じます。

検査について

　膵臓がんの存在や広がりを画像などの検査で調べます。

- **超音波検査（エコー）**

　腫瘍や膵管の状態を確認します。主膵管にがんが発生していると拡張してみえます。患者さんの体型や部位によっては見えにくい場合があります。

- **CT、MRI検査**

　病変の局在を診断し、膵管などの病変を確認します。腫瘍の浸潤の程度、転移の有無などを観察します。

- **内視鏡的逆行性胆管膵管造影（ERCP）**

　膵管像の状態、腫瘍の存在診断に有用です。

- **MR胆管膵管撮影（MRCP）**

　内視鏡や造影剤を使いません。患者さんの負担が少なくERCPと同様の診断ができることから、ERCPの代用として行われることが多くなっています。

- **腫瘍マーカー**

　CEA、CA19-9、Span-1、DUPAN-2、CA50などがあります。早期診断での有用性は低く、ほかの病気によって高値を示すことがあります。

　膵臓がんの治療を決めるには、おもにがんの大きさや周囲への浸潤、転移などからステージを判断します。

```
臨床症状、膵酵素／腫瘍マーカー／リスクファクター、腹部超音波（エコー）
                              ↓
● 造影CT
● 造影MRI（MR胆管膵管撮影：MRCP）  ┐ 1つ以上実施※1
● 超音波内視鏡検査：EUS              ┘
※1 EUSよりも造影CT、造影MRI（MRCP）が望ましい。EUSは熟練した施設で行うことが望ましい。
                              ↓
● 内視鏡的逆行性胆管膵管造影：ERCP  ┐ 1つ以上実施
● PET                               ┘
                              ↓
● 細胞診／組織診※2
以下のいずれかを用いて
・超音波内視鏡：EUS  ・内視鏡的逆行膵管造影：ERP
・超音波（エコー）    ・CT
※2 可能な限り病理診断を行う。
                              ↓
                         診 断 確 定
```

日本膵臓学会　膵癌診療ガイドライン改訂委員会編『膵癌診療ガイドライン2016年版』（金原出版）より作成

治療について

膵臓がんの治療法はがんの進行の程度や体の状態などから検討されます。

● 膵臓がんの治療法

病期により治療法に違いがあります。膵臓がんの標準治療は外科療法、化学・放射線療法、化学療法の3つが基本になり、ステージに応じて治療方針を決めていきます。

がんの進行は大きさ、浸潤の程度、リンパ節転移の程度、転移などから判断されます。

▼がんの病期

ステージⅠ　：がんの大きさは2cm以下でリンパ節転移が認められないもの。

ステージⅡ　：がんの大きさは2cm以下で近くでのリンパ節転移が認められる。もしくは2cmを超えているが、転移が認められないもの。

ステージⅢ　：ステージⅡを超えて、ステージⅣaを超えていないもの。

ステージⅣa：接している臓器にがんが浸潤しているもの。

ステージⅣb：離れた場所の臓器にがんの転移が認められたもの。

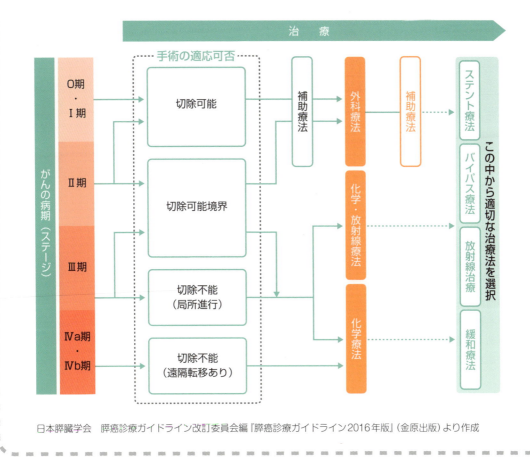

日本膵臓学会　膵癌診療ガイドライン改訂委員会編『膵癌診療ガイドライン2016年版』（金原出版）より作成

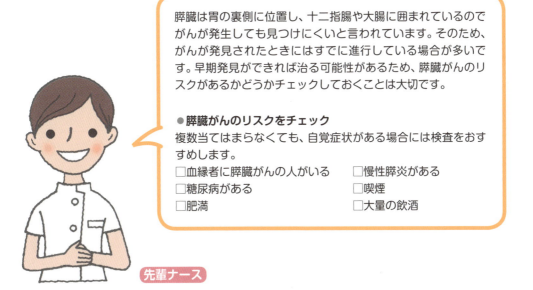

膵臓は胃の裏側に位置し、十二指腸や大腸に囲まれているのでがんが発生しても見つけにくいと言われています。そのため、がんが発見されたときにはすでに進行している場合が多いです。早期発見ができれば治る可能性があるため、膵臓がんのリスクがあるかどうかチェックしておくことは大切です。

● **膵臓がんのリスクをチェック**
複数当てはまらなくても、自覚症状がある場合には検査をおすすめします。
□血縁者に膵臓がんの人がいる　□慢性膵炎がある
□糖尿病がある　□喫煙
□肥満　□大量の飲酒

先輩ナース

索引

● あ行

悪性腫瘍	90,101,124
アセトアルデヒド	134
圧迫法	60
アルカリフォスファターゼ	58
アルコール性肝炎	133
アルコール性肝硬変	133
アルコール性肝障害	133
アルコール性脂肪肝	133,134
アルコール性膵炎	156
アルコール性慢性膵炎	158
アルコール脱水素酵素	134
アルデヒド脱水素酵素2型	134
アルブミン	58
胃	10,14
胃液	15
胃炎	32,35
胃カメラ検査	62
胃がん	36,101
移行期	158
意識障害	45
胃・十二指腸潰瘍	32,35,36,94
胃小窩	16
胃静脈瘤	141
胃食道逆流症	34,86
胃切除後症候群	107
胃切除後貧血	107
胃腺	16
胃底腺	16
胃底部	14
胃内視鏡検査	102
犬山分類	46
胃粘液	15
イレウス	116
イレウス管	119
インスリン	29
インターフェロン	136
咽頭相	47
イントロデューサー法	73
ウイルス性肝炎	132
ウィルヒョウ転移	103
栄養管理	63
栄養剤	70
栄養サポートチーム	63
嚥下障害	47
横行結腸	21
黄疸	50,161
嘔吐	32
悪心	32

● か行

回腸	18
開腹手術	106
外分泌腺	28
外膜	127
回盲部	21
回盲弁	18
潰瘍限局型	126
潰瘍浸潤型	126
潰瘍性大腸炎	113
化学放射線療法	162
化学療法	162
核酸アナログ	136
下行結腸	21
ガストリン	11
下大静脈閉塞	53
カテーテル	74
過敏性腸症候群	120
下部消化管	10
下部消化管内視鏡検査	62
下部食道括約筋	15,86
カロチン	50
カロテン	50
肝鎌状間膜	24
肝がん	142
肝硬変	36,139
肝細胞性黄疸	50

肝障害	32	けいれん性便秘	39
肝生検	62	経瘻孔法	66
肝性脳症	45,141	外科療法	162
感染	75	下血	37
感染性腸炎	110	血圧低下	80
肝臓	24,25	血液検査	58
浣腸	78	血管作動性腸管ペプチド	11
肝内結石	147	血管性雑音	54
肝庇護療法	136	血行性転移	103,128
関連痛	44	血小板減少	141
機械的腸閉塞	116	結腸	10,21
器質性便秘	39	血便	37
機能性胃腸症	99	下痢	42
機能性下着	61	下痢止め	112
機能性ディスペプシア	35,99	原発性肝がん	142
機能性便秘	39	口腔	10
機能的腸閉塞	117	口腔相	47
逆流性食道炎	34	酵素ALDH2	134
急性ウイルス性肝炎	132	抗体測定	98
急性下痢	42	叩打診	54
急性膵炎	156	肛門	10,23
急性胆管炎	151	絞扼性腸閉塞	116
急性胆のう炎	149	誤嚥	48
急性腹症	44	誤嚥性肺炎	48
共感	52	黒色石	146
鏡検法	98	コリンエステラーゼ	58
胸部食道	12	コレシストキニン	11
筋性防御	55	コレステロール結石	146
空腸	18		
グリセリン浣腸	78	●さ行	
グルカゴン	29		
クルッケンベルグ腫瘍	103	索状物	117
クローン病	111	左側大腸炎型	115
経管栄養	66	サプリメント	59
経口内視鏡的筋層切開術	85	三大消化管ホルモン	11
経静脈栄養	64	弛緩性便秘	39
傾聴	52	視診	53
経鼻胃管	67	しぶり腹	114
経鼻栄養	66	脂肪肝	135
経皮経管胆道ドレナージ	50	シャルコー三徴	151
経皮内視鏡的胃瘻増設術	73	十二指腸	10,17
経鼻法	66	十二指腸乳頭部	17
頸部食道	12	充満法	60
けいれん性腸閉塞	117	絨毛	20

主細胞	16
手術後の瘢痕	53
出血	95
シュニッツラー転移	103
腫瘍マーカー	59
腫瘤型	126
消化管	10
消化管ホルモン	11
消化器系	10
上行結腸	21
小十二指腸乳頭	17
小腸	10,17,20
上部消化管	10
上部消化管造影検査	60
上部消化管内視鏡検査	62
上部消化管X線検査	102
漿膜下層	127
食後愁訴症候群	99
食事療法	108
触診	55,56
食道	10,12
食道アカラシア	35,84
食道・胃静脈瘤	88
食道がん	90
食道筋層切開術	85
食道静脈瘤	36,141
食道相	47
ショック	80
止痢薬	112
心窩部痛	35
心窩部痛症候群	99
進行型	103
滲出液	49
滲出性下痢	43
浸潤	128
浸潤性膵管がん	160
迅速ウレアーゼ試験	98
深達度	104
浸透圧性下痢	43
膵液	28
膵炎	32
膵管がん	161
膵臓	28
膵臓がん	160
水溶性食物繊維	40
スキンケア	77
ストーマケア	130
セクレチン	11
セロトニン	41
穿孔	95
全体腸炎型	115
疝痛発作	149
蠕動運動	14,19
蠕動運動性下痢	43
造影検査	60
造影剤	60
造影撮影	61
早期ダンピング症候群	107
総コレステロール	58
総胆管結石	147
総ビリルビン	58
ソマトスタチン	11,29

● た行

タール便	37
体外衝撃波結石破砕療法	148
代償期	140,158
体性痛	44
大腸	21
大腸がん	124
大腸ポリープ	122
第1狭窄部	13
第2狭窄部	13
第3狭窄部	13
打診	54
胆管細胞がん	142
胆汁	25,27
単純撮影	61
単純性脂肪肝	133
単純性腸閉塞	116
胆石症	146
胆石性膵炎	156
胆石発作	148
胆石溶解療法	148
胆道	26
胆道がん	152
胆道ドレナージ	151

胆のう	26
胆のうがん	153
胆のう結石	147
ダンピング症候群	107
チモール混濁反応	58
チャイルド・ピュースコア	144
中心静脈栄養	64
虫垂	19,21
虫垂炎	19,21,32
中性脂肪	133
チューブ閉塞	75
聴診	54
腸蠕動音	54
腸閉塞	116
直接型抗ウイルス薬	136
直腸	10,21
直腸炎型	115
直腸性便秘	39
直腸穿孔	80
直腸損傷	80
摘便	81
転移性肝がん	142
ドール法	85
特定疾患治療研究対象疾患	113
吐血	36
トライツ靱帯	119
トランスアミナーゼ	58
トリグリセリド	133
呑酸	35

● な行

内視鏡的拡張術	85
内視鏡的硬化療法	89
内視鏡的静脈瘤結紮術	89
内視鏡的胆道ドレナージ	50
内視鏡的粘膜下層剥離術	106,129
内視鏡的粘膜切除術	106,129
内臓痛	44
内分泌腫瘍	161
内分泌腺	28
難病	113
肉眼的分類	103,126
二重造影法	60

ニッシェ	96,102
乳酸脱水素酵素	58
乳頭部がん	154
尿素呼気試験	98
粘膜筋板	13
粘膜撮影法	60
のう胞性腫瘍	161

● は行

パイエル板	20
培養法	98
バウヒン弁	18
羽ばたき振戦	45
バリウム	60
バリウム検査	102
バレット食道	92
晩期ダンピング症候群	107
パンクレオザイミン	11
反跳痛	55
バンパー埋没症候群	76
非アルコール性脂肪肝	135
非アルコール性脂肪性肝炎	133
非アルコール性慢性膵炎	158
微絨毛	20
非ステロイド性抗炎症薬	94
非代償期	140,159
びまん浸潤型	126
表在型	103
表面型	126
病理組織検査	137
ビリルビンカルシウム結石	146
ピロリ菌	97
ファーター乳頭	17
腹腔鏡下手術	106
副細胞	16
複雑性腸閉塞	116
腹水	141
腹部食道	12
腹部膨満	49,53
腹部CT検査	61
腹部X線検査	60
腹壁静脈怒張	53
腹膜転移	103

腹膜播種	128
浮腫	141
不溶性食物繊維	40
振子運動	19
プル／プッシュ法	73
ブルンベルグ徴候	55
プロトンポンプ阻害薬	87
分節運動	19
分泌性下痢	43
噴門	14
噴門形成術	85
噴門腺	16
噴門部	14
閉塞性黄疸	50
閉塞性腸閉塞	116
壁細胞	16
ヘラー法	85
ヘリコバクター・ピロリ菌	94,97
便	22
便潜血検査	57
便中抗原測定	98
便秘	38
ホットバイオプシー	123
ポリペクトミー	123,129

● ま行

マーフィー徴候	149
マックバーニー圧痛点	55
末梢静脈栄養	64
末梢挿入中心静脈カテーテル	65
麻痺性腸閉塞	117
マロリーワイス症候群	36
慢性肝炎	137
慢性下痢	42
慢性膵炎	158
無症状胆石	147
胸やけ	34
メラトニン	41
盲腸	21
問診	52
門脈	24
門脈圧亢進症	53

● や行

薬剤性便秘	39
幽門	14
幽門狭窄	95
幽門腺	16
幽門部	14
溶血	80
溶血性黄疸	50

● ら行

ランツ点	55
立位	80
隆起型	126
硫酸亜鉛混濁反応	58
輪状ヒダ	20
リンパ行性転移	103,128
レイノルズ五徴	151
瘻孔壊死	75
瘻孔周囲炎	75
漏出液	49

● アルファベット

A型肝炎	132
ADH	134
Alb	58
ALP	58
ALT	58
AST	58
B型肝炎	132
B型慢性肝炎	138
C型肝炎	132
C型慢性肝炎	137,138
CCK	11
CEA	91
ChE	58
Child-Pugh分類	144
CRP	118
DAA	136
D-Bil	58
E型肝炎	132
EBD	50
EIS	89

EMR	106,123,129	PPN	64
EPS	99	PTBD	50
ESD	106,129	PZ	11
ESWL	148	QOL	99
EVL	89	S状結腸	21
GERD	34,86	SCC	91
GOT	58	T-Bil	58
GPT	58	T-CHO	58
IBS	120	TPN	65
IgA陽性細胞	19	TTT	58
LDH	58	VIP	11
LES	86	WBC	118
MRI検査	61	ZTT	58
NAFLD	133		
NASH	133		
NSAIDs	94		
NST	43,63		
PDS	99		
PEG	73		
PICC	65		
POEM	85		
PPI	87		
PPIテスト	87		

● 記号

α細胞	29
β細胞	29
γ-グルタミルトランスペプチダーゼ	58
γ-GTP	58
δ細胞	29

参考文献

- 国立がん研究センター　がん情報サービス　https://ganjoho.jp/public/index.html
- 『全部見える消化器疾患』　山本雅一（監）、2013年　成美堂出版刊
- 『早引き消化器看護ケア辞典』　道又元裕（監）、2017年　ナツメ社刊
- 『病気が見えるvol.1 消化器』　医療情報科学研究所（編）、2016年　メディックメディア刊
- 『ケアに活かす消化器系検査・処置マニュアル』　猪又克子・前澤美奈子（監）、2013年　学研メディカル秀潤社刊
- 『見てわかる 静脈栄養・PEGから経口摂取へ』　吉田貞夫（著）、2011年　学研メディカル秀潤社刊
- 『新装版ひとりで学べる 基礎看護技術Ｑ＆Ａ』　犬塚久美子（著）、2014年　看護の科学社刊
- 『病態生理基礎のキソ 絵で見てわかる病気のしくみ[第２版]』　竹田津文俊（著）、2013年　学研メディカル秀潤社刊

【著者】
中澤　真弥（なかざわ　まや）

看護師ライター
1979年生　群馬県在住
看護師兼フリーライターとして活動
医療・看護系を中心に執筆・撮影を行う
整形外科・手術室・夜勤専従・内科を経験
現在は県内にある呼吸器内科に勤務、大学非常勤講師

マイナビ看護師「ナースぷらす」復職支援コラム連載
ナースときどき女子　ライター
スポーツ誌「エールスポーツ群馬」パラアスリート専属ライター
ほか多数記事寄稿

メディア
NHK番組出演
看護師とライターの働き方に注目され、人生100年時代の
ロールモデルとして紹介される。

著書
『看護の現場ですぐに役立つ　口腔ケアのキホン』(2017年12月)
『看護の現場ですぐに役立つ　排泄ケアのキホン』(2018年 7月)
『看護の現場ですぐに役立つ　フットケアの基本スキル』
　　　　　　　　　　　　　　　　　　　　　　(2019年 1月)
　　　　　　　　　　　　　　　以上　秀和システム刊

【キャラクター】大羽　りゑ
【本文図版】タナカ　ヒデノリ
【監修】メディカルライターズネット

看護の現場ですぐに役立つ
消化器看護のキホン

発行日	2019年 6月 1日	第1版第1刷
	2022年 1月25日	第1版第2刷

著　者　中澤　真弥

発行者　斉藤　和邦
発行所　株式会社　秀和システム
　　　　〒135-0016
　　　　東京都江東区東陽2-4-2　新宮ビル2F
　　　　Tel 03-6264-3105（販売）Fax 03-6264-3094
印刷所　三松堂印刷株式会社　　　Printed in Japan
ISBN978-4-7980-5384-4 C3047

定価はカバーに表示してあります。
乱丁本・落丁本はお取りかえいたします。
本書に関するご質問については、ご質問の内容と住所、氏名、
電話番号を明記のうえ、当社編集部宛FAXまたは書面にてお送
りください。お電話によるご質問は受け付けておりませんので
あらかじめご了承ください。